# 門脈圧亢進症の診療ガイド 2022

日本肝臓学会・日本門脈圧亢進症学会 編

文光堂

## 利益相反に関して

　日本肝臓学会および日本門脈圧亢進症学会では，日本肝臓学会企画広報委員，日本門脈圧亢進症学会学術委員ならびに門脈圧亢進症の診療ガイド編集・執筆委員と，門脈圧亢進症および関連疾患に関与する企業との間の経済的関係につき，以下の基準について各委員より過去3年間の利益相反状況の申告を得た．

〈利益相反開示項目〉

1. 臨床研究に関連する企業・法人組織や営利を目的とした団体（以下，企業・組織や団体という）の役員，顧問職については，1つの企業・組織や団体からの報酬額が年間100万円以上とする．
2. 株式の保有については，1つの企業についての年間の株式による利益（配当，売却益の総和）が100万円以上の場合，あるいは当該全株式の5％以上を所有する場合とする．
3. 企業・組織や団体からの特許権使用料については，1つの特許権使用料が年間100万円以上とする．
4. 企業・組織や団体から，会議の出席（発表）に対し，研究者を拘束した時間・労力に対して支払われた日当（講演料など）については，1つの企業・組織や団体からの年間の講演料が合計50万円以上とする．
5. 企業・組織や団体がパンフレットなどの執筆に対して支払った原稿料については，1つの企業・組織や団体からの年間の原稿料が合計50万円以上とする．
6. 企業・組織や団体が提供する研究費については，1つの企業・組織や団体から臨床研究（受託研究費，共同研究費，委任経理金など）に対して支払われた総額が年間100万円以上とする．
7. 企業・組織や団体が提供する治験費，奨学（奨励）寄付金については，1つの企業・組織や団体から，申告者個人または申告者が所属する部局（講座・分野）あるいは研究室の代表者に支払われた総額が年間100万円以上の場合とする．
8. 企業・組織や団体が提供する寄付講座に所属している場合とする．
9. その他，研究，教育，診療とは無関係な旅費，贈答品などの提供については，1つの企業・組織や団体から受けた総額が年間5万円以上とする．

　委員はすべて，「門脈圧亢進症の診療ガイド」の内容に関して，門脈圧亢進症および関連疾患の医療レベルの向上，対象患者の健康寿命の延伸・QOLの向上を旨として編集・執筆作業を行った．

　申告された企業名を下記に示す（対象期間は2019年1月1日〜2021年12月31日の3年間）．企業名は2022年8月現在の名称とした．

　すべての開示項目に該当がない委員については，表末尾に記載した．

### 「門脈圧亢進症の診療ガイド2022」利益相反リスト（凡例）

| 氏名 | 開示項目 | | |
|---|---|---|---|
| | 1 | 2 | 3 |
| | 4 | 5 | 6 |
| | 7 | 8 | 9 |

### ■ 編集委員

| | 日本門脈圧亢進症学会 | | |
|---|---|---|---|
| 石川　剛[*1] | 該当なし | 該当なし | 該当なし |
| | ヤンセンファーマ | 該当なし | 該当なし |
| | 該当なし | 該当なし | 該当なし |
| 國分茂博[*1,2] | 該当なし | 該当なし | 該当なし |
| | ヤンセンファーマ | 該当なし | 該当なし |
| | 該当なし | 該当なし | 該当なし |

| 日本肝臓学会 | | | |
|---|---|---|---|
| 厚川正則[*1,3] | 該当なし | 該当なし | 該当なし |
| | アッヴィ, MSD, 大塚製薬, ギリアド・サイエンシズ, 大正製薬, ヤンセンファーマ | 該当なし | 該当なし |
| | アッヴィ | 該当なし | 該当なし |
| 川口 巧[*1,3] | 該当なし | 該当なし | 該当なし |
| | EAファーマ, 大塚製薬, 大正製薬, ヤンセンファーマ | 該当なし | 該当なし |
| | 該当なし | 該当なし | 該当なし |
| 長谷川 潔[*1,3] | 該当なし | 該当なし | 該当なし |
| | エーザイ, MSD, 中外製薬 | 該当なし | ニプロ, 持田製薬 |
| | エーザイ, 大鵬薬品工業 | 該当なし | 該当なし |
| 持田 智[*4] | 該当なし | 該当なし | 該当なし |
| | あすか製薬, アッヴィ, エーザイ, MSD, 大塚製薬, ギリアド・サイエンシズ, 住友ファーマ, 東レ | 該当なし | アッヴィ, EPSインターナショナル, インテリム, MSD, ギリアド・サイエンシズ |
| | あすか製薬, アッヴィ, EAファーマ, エーザイ, 住友ファーマ, 東レ | 該当なし | 該当なし |

*1: 執筆委員 兼任
*2: 日本門脈圧亢進症学会学術委員 兼任
*3: 日本肝臓学会企画広報委員（本書作成時）兼任
*4: 日本肝臓学会企画広報委員長

## ■ 執筆委員

| | | | |
|---|---|---|---|
| 入澤篤志 | 該当なし | 該当なし | 該当なし |
| | 該当なし | 該当なし | 該当なし |
| | アッヴィ, EAファーマ, ガデリウス・メディカル, 武田薬品工業, ボストン・サイエンティフィックジャパン | 該当なし | 該当なし |
| 黒崎雅之 | 該当なし | 該当なし | 該当なし |
| | ヤンセンファーマ | 該当なし | 該当なし |
| | 該当なし | 該当なし | 該当なし |
| 清水雅仁[*] | 該当なし | 該当なし | 該当なし |
| | あすか製薬, EAファーマ, 大塚製薬 | 該当なし | 該当なし |
| | EAファーマ, 大塚製薬 | 該当なし | 該当なし |
| 藥師神公和 | 該当なし | 該当なし | 該当なし |
| | 日本新薬 | 該当なし | 新日本科学PPD, 中外製薬 |
| | 該当なし | 該当なし | 該当なし |
| 吉田 寛 | 該当なし | 該当なし | 該当なし |
| | 該当なし | 該当なし | 該当なし |
| | 大鵬薬品工業 | 該当なし | 該当なし |

*: 日本肝臓学会企画広報委員（本書作成時）兼任

## ■ 日本肝臓学会企画広報委員（本書作成時）

| | | | |
|---|---|---|---|
| | 該当なし | 該当なし | 該当なし |
| | アッヴィ，エーザイ，大塚製薬，ギリアド・サイエンシズ | 該当なし | 該当なし |
| 坂本直哉 | アステラス製薬，アッヴィ，エーザイ，大塚製薬，ギリアド・サイエンシズ，住友ファーマ，第一三共，武田薬品工業，田辺三菱製薬，中外製薬，バイエル | EAファーマ，栄研化学，大塚製薬，つしまマネージメント，長野県飯山市 | 該当なし |
| | 該当なし | 該当なし | 該当なし |
| 高見太郎 | アッヴィ，大塚製薬，中外製薬 | 該当なし | 味の素，澁谷工業，ニコン |
| | アッヴィ，エーザイ，大塚製薬，武田薬品工業，ツムラ | 該当なし | 該当なし |
| | 該当なし | 該当なし | 該当なし |
| | 該当なし | 該当なし | ギリアド・サイエンシズ，グラクソ・スミスクライン，ジェイファーマ，ヤンセンファーマ |
| 疋田隼人 | アステラス製薬，アッヴィ，EAファーマ，エーザイ，MSD，大塚製薬，住友ファーマ，第一三共，武田薬品工業，田辺三菱製薬，中外製薬，日本化薬，持田製薬 | 該当なし | 該当なし |
| | 該当なし | 該当なし | 該当なし |
| 村田一素 | ギリアド・サイエンシズ | 該当なし | 該当なし |
| | 該当なし | 該当なし | 該当なし |
| | 該当なし | 該当なし | 該当なし |
| 四柳　宏 | ギリアド・サイエンシズ | 該当なし | 該当なし |
| | 該当なし | 該当なし | 該当なし |

下記委員については申告事項なし．
●編集委員
長沖祐子[*1]，日髙　央[*1,2]
●執筆委員
石井範洋，石川　達，今城健人，魚嶋晴紀，大久保裕直，金子順一，小嶋清一郎[*2]，清水哲也，調　憲，近森文夫，古市好宏，山本　晃
●日本肝臓学会企画広報委員（本書作成時）
江口有一郎，川村祐介，中川美奈
●日本門脈圧亢進症学会学術委員会
太田正之，於保和彦，小泉　淳，中野　茂，中村健治，中村真一，楢原義之，松谷正一，松本章夫，村島直哉
[*1]：執筆委員 兼任
[*2]：日本門脈圧亢進症学会学術委員 兼任

# 序　文

　門脈は肝臓と消化管（および脾臓）をつなぐ特異な血管系であり，消化管で吸収された栄養素を肝臓に運ぶ役割を担っています．門脈圧は動脈圧よりも低く，正常では静脈圧よりわずかに高い（5mmHg以内）低圧系ですが，肝硬変や門脈の閉塞，バッド・キアリ症候群などにより門脈圧が上昇します．門脈圧の亢進は，腸管の浮腫や脾腫，あるいは腹水の原因になるとともに，門脈大循環シャントが形成され，静脈瘤の発生や肝性脳症を引き起こします．いずれの症候も，生活の質を大きく損ない，また時に致死的な合併症となります．門脈圧亢進症を起こす最も頻度の高い疾患は肝硬変ですが，非代償性肝硬変の主要な死因は，肝癌を除くと，門脈圧亢進症の合併症によるものです．門脈圧亢進症をよく理解し，対応することは，全ての肝臓専門医に求められている重要な事項と言えます．

　日本肝臓学会は「肝硬変診療ガイドライン」を，2020年に日本消化器病学会と合同で改訂しました．そして，ここに新たに「門脈圧亢進症の診療ガイド2022」を，日本門脈圧亢進症学会と合同で作成し，出版することにしました．門脈圧亢進症に関するエビデンスに基づく診療については「ガイドライン」を参照していただきたいのですが，門脈圧亢進症をよりよく理解するために，ぜひこの「ガイド」を参考にしていただきたいと思います．ガイドラインには収載できなかった診療上の重要事項について，エキスパートの先生方に丁寧に解説いただいています．門脈圧亢進症の診断と治療には，観血的な処置を伴う専門性の高いものもあり，施設によっては日頃ご経験の少ない領域もあるかもしれません．本書を通読していただくことにより，門脈圧亢進症の全体像をより見通しの良いものにしていただくことができるのではないかと思います．

　本書が，皆様方の，日々の診療に役立つことを祈念しております．


2022年8月

一般社団法人日本肝臓学会理事長
大阪大学大学院医学系研究科消化器内科学

竹原徹郎

# 序　文

　本書作成の第一義は，肝臓学会の専門医が，肝硬変症などにおける門脈圧亢進症の治療に実際に対峙する際の“より具体的な治療適応の指針”を日本肝臓学会・日本門脈圧亢進症学会の共同で作成し，ガイドすることにある．

　その背景としては，2020年11月に日本消化器病学会と日本肝臓学会の共同で改訂した「肝硬変診療ガイドライン2020（改訂第3版）」が発刊され，その内容はCQ，BQ，FRQの形式で主に病態の診断および主な治療法が紹介され，EBMに基づいた個々の成績からの推奨を行うものであったことにある．

　また日本門脈圧亢進症学会では，1997年から病態・診断を中心とした「門脈圧亢進症取扱い規約」を刊行しており，また2015年より治療に特化した「門脈圧亢進症診療マニュアル」が発刊されていた．

　そこで，今回は，実際に症状と検査所見を有する症例に遭遇したときに，治療を行う側から次に行うべき必要な（具体的な）検査法を指示し，これに立ち向かうための診療手順，すなわち治療適応の具現化をガイドとして示すべきではないか？と考按した．言い換えれば，適応となる症状・所見を診た場合に，次に何の検査を行えば治療法を決定できるのか？ということである．

　時代的背景としては，2017年に西欧から，食道胃静脈瘤が存在するC型代償性肝硬変ではDAAによりSVRとなっても4割近くの症例では肝不全への進展を回避できない，とする報告が相次ぎ発信され，その“Point of no return”は門脈圧亢進症の存在にある，という趨勢のなか，遂にわが国では非代償性肝硬変に対するDAAが保険適応となり，EIS/EVLに止まらずshunt occlusionやPSEはDAAの前か後か？という議論が活発であった．

　思い起こせば，本書作成の契機は，2018～19年当時，日本消化器病学会・日本肝臓学会双方の理事であり日本門脈圧亢進症学会の副理事長でもあった佐々木裕先生（熊本大学教授）が軸となり，当方から，日本肝臓学会新理事長になられたばかりの竹原徹郎先生に今回の目的（門脈圧亢進症治療適応の具現化）を提案しご理解いただき，本領域の治療の必要性を肌で感じておられた日本肝臓学会企画広報委員長の持田智副理事長との検討から，両学会による門脈圧亢進症診療ガイド作成に至った．

　以上，本書は日本肝臓学会・日本門脈圧亢進症学会の精鋭が集結し，病態診断から単なる治療法の紹介にとどまらず，具体的な治療適応に至る手順を示したものがほとんどである．是非，実際に手に取って，電子カルテに対峙していただければ幸いである．

　なお，日本門脈圧亢進症学会では，次回「門脈圧亢進症診療マニュアル」改訂時に治療適応の項を増設し，本項をそのまま「日本肝臓学会とのコンセンサス（共同制作）あり」とうたい記載する予定である．

2022年8月

一般社団法人日本門脈圧亢進症学会理事長
新百合ヶ丘総合病院肝疾患低侵襲治療センター長/内視鏡センター長

## 國分茂博

# 刊行にあたって

　日本肝臓学会は，わが国における肝硬変診療の標準化を目指して，日本消化器病学会と合同で「肝硬変診療ガイドライン2020（改訂第3版）」を発刊しました．また，ガイドラインの内容を先取りし，日常診療で一般化しているexpert opinionにも言及した出版物として，「慢性肝炎・肝硬変の診療ガイド2019」を刊行しています．しかし，同診療ガイドの内容は，抗ウイルス療法，肝不全症候の薬物療法など内科領域での診療が中心でした．肝硬変の病態としては，肝不全とともに門脈圧亢進症が重要です．門脈圧亢進症の診療では，薬物療法のみならず，消化管内視鏡，interventional radiology（IVR）などを利用した診断と治療を欠かすことができません．これら「慢性肝炎・肝硬変の診療ガイド2019」で十分に触れることがなかった領域をカバーするために，この度，日本門脈圧亢進症学会と合同で，「門脈圧亢進症の診療ガイド2022」を発刊しました．

　門脈圧亢進症の診療に関わる重要事項を抽出し，両学会に所属する会員から，当該事項を専門とする執筆者を選考し，expert opinionも含めて最先端の内容を執筆いただきました．提出された原稿は，執筆者全員でブラッシュアップし，完成した文書は日本肝臓学会の企画広報委員会ならびに日本門脈圧亢進症学会の学術委員会で査読しました．ご多忙の中，短期間で膨大な作業をお願いした先生方に感謝申し上げます．

　本刊行物は，「慢性肝炎・肝硬変の診療ガイド2019」および「NASH・NAFLDの診療ガイド2021」の姉妹本で，何れもガイドラインを補完するものです．「肝硬変診療ガイドライン2020（改訂第3版）」をご覧になる際には，「慢性肝炎・肝硬変の診療ガイド2019」と「門脈圧亢進症の診療ガイド2022」を両輪として活用し，日常の診療にお役立ていただければ幸いです．

2022年8月吉日

一般社団法人日本肝臓学会副理事長，企画広報委員会委員長
埼玉医科大学消化器内科・肝臓内科

## 持田　智

# Contents

## 第 1 章　門脈圧亢進症の概要と分類

**概要と分類** ························· 2
　1. 門脈圧亢進症の血行動態（消化管静脈瘤
　　と肝性脳症の発症）··············· 2

2. 原因となる背景疾患 ············· 2
3. 分類：背景疾患と閉塞部位 ······· 3
4. 病因 ························· 3

## 第 2 章　門脈圧亢進症の診断

**1　血液生化学（血小板・総胆汁酸・アンモニア/**
　**M2BPGi/オートタキシン）**··········· 6
**2　内視鏡検査** ····················· 8
　1. 概念 ························· 8
　2. 内視鏡形態による分類 ········· 8
　3. 疫学 ························· 8
　　① 頻度　8
　　② 成因　8
　4. 経過観察・治療指針 ············· 8
**3　超音波（エラストグラフィを除く）**········· 11
　1. 概念 ························· 11
　2. 分類（診断指針も含む）············· 11
　　① Bモード断層法　11
　　② カラードプラ法　11
**4　造影CT** ·························· 13
　1. 胃腎シャント ··················· 13
　2. 脾腎シャント ··················· 14
**5　門脈圧測定** ····················· 15
　1. 門脈圧 ························· 15
　　① 門脈圧測定の意義　15
　　② 単位換算　15
　　③ 門脈圧のゼロ点設定　15

2. 門脈圧評価方法 ··············· 15
　① 直接的測定法　15
　② 間接的測定法　15
3. 門脈圧と臨床的意義 ··············· 16
　① 肝静脈圧較差（hepatic venous pres-
　　sure gradient：HVPG）　16
　② HVPGと門脈圧亢進症階層化　16
4. 門脈圧と各種治療法 ··············· 16
**6　エラストグラフィ（超音波エラストグラフィ/**
　**MRエラストグラフィ）**··············· 18
1. エラストグラフィ ··············· 18
2. LS測定による門脈圧亢進症診断 ····· 18
　① VCTE-LS　18
　② SWE-LS　18
　③ MRE-LS　19
3. 脾硬度 ························· 20
　① VCTE-SS　20
　② SWE-SS　20
　③ MRE-SS　20
4. 治療後変化 ··················· 21
5. 特発性門脈圧亢進症（IPH）········· 21
6. まとめ ························· 21

# 第 3 章　門脈圧亢進症の治療適応と治療法の選択

**1　消化管静脈瘤** ……………………24

**❶ー食道胃噴門部静脈瘤治療の適応と選択**
…………………………24

1. 治療適応 ………………………24
2. 治療法 …………………………26
　① 内視鏡的静脈瘤結紮術 (EVL)　27
　② 内視鏡的硬化療法 (EIS)　27
　③ 内視鏡的硬化療法結紮術併用療法
　　(EISL)　27
3. PSE/脾摘が必要な症例の選択基準
…………………………29

**❷ー孤立性胃静脈瘤治療の適応と選択** ……30
1. 治療適応 ………………………30
2. 治療法 (緊急例) …………………30
3. 治療法 (待期・予防例) …………30
　① 内視鏡治療　30
　② バルーン閉塞下逆行性経静脈的塞栓
　　術 (BRTO)　31
　　1) BRTOの適応と禁忌　31
　　2) 手技の概要　32
　　3) 手技的工夫　33
　　4) 治療成績および内視鏡治療との比
　　　較　33
　　5) 経カテーテル的門脈大循環シャン
　　　ト塞栓術の新たな展開　34
**❸ー異所性静脈瘤治療の適応と選択** ……34
1. 十二指腸静脈瘤 …………………35
　① 概念　35
　② 診断・検査　35
　③ 治療　35
2. 直腸静脈瘤 ……………………36

　① 概要　36
　② 診断・検査　36
　③ 治療　37
3. 吻合部静脈瘤 (胆管空腸吻合部静脈瘤を
　中心に) …………………………38
　① 概念　38
　② 胆管空腸吻合部静脈瘤の原因　38
　③ 疫学　39
　④ 診断指針　39
　⑤ 治療適応と治療指針　39
**❹ー再発時薬物療法** ………………39
1. 概念 ……………………………39
2. 薬剤の分類・診断指針 …………39
3. 治療適応とその選択 ……………41

**2　門脈血栓症** ………………………44
1. 概念 ……………………………44
2. 検査・診断 ……………………44
　① 腹部超音波　44
　② CT, MRI　45
　③ 血液検査　45
　　1) Dダイマー　45
　　2) アンチトロンビン (AT)　46
　　3) その他の凝固検査　46
3. 治療 ……………………………46
　① 発症6ヵ月未満例：その治療法と選
　　択　46
　　1) 強い腹痛を認め，時に発熱を伴う
　　　場合　46
　　2) 比較的短期間の経過で腹水の増加
　　　や食道胃静脈瘤の増悪を認めた場
　　　合　46

3）治療介入後に腹水，肝性脳症，黄疸等の肝不全症状を呈する場合 47

4）無症状であるが機会的に画像検査で門脈血栓症が指摘された場合 48

② 発症6ヵ月超の症例：その対応とfollow up 48

1）ワルファリン 49

2）直接型経口抗凝固薬（DOAC）50

**3　肝性脳症** 52

**1. 概念** 52

**2. 検査・診断・分類** 52

① 分類 52

② 検査・診断 53

**3. 薬物療法** 55

① 薬物療法開始前 55

② BCAA高含有肝性脳症改善アミノ酸注射液 55

③ 非吸収性合成二糖類 55

④ 肝不全用経口栄養剤 56

⑤ 難吸収性抗菌薬 56

⑥ レボカルニチン製剤 56

⑦ 酢酸亜鉛水和物製剤 56

**4. バルーン閉塞下逆行性経静脈的塞栓術（BRTO）** 57

**4　難治性腹水** 60

**1. 概念** 60

① 概念 60

② 分類 60

1）利尿薬抵抗性腹水 60

2）利尿薬不耐性腹水 60

3）特発性細菌性腹膜炎 60

**2. 検査・診断** 61

**3. 治療** 62

① 大量腹水穿刺排液（LVP）62

② 腹水濾過濃縮再静注法（CART）63

③ 腹腔静脈シャント術（PVS）63

④ 経頸静脈的肝内門脈大循環短絡術（TIPS）64

**4. 経過・予後** 64

① 経過 64

② 治療別経過と予後 64

1）大量腹水穿刺排液（LVP）64

2）腹水濾過濃縮再静注法（CART）65

3）腹腔静脈シャント術（PVS）65

4）経頸静脈的肝内門脈大循環短絡術（TIPS）65

**5　門脈圧亢進症性胃症（PHG）** 67

**1. 概要と分類** 67

① 概要 67

② 分類 67

**2. 循環動態** 67

**3. 発生に関わる因子** 69

**4. 治療適応** 69

**5. 治療選択（薬物，内視鏡，PSE，TIPS）** 70

① 薬物療法 70

1）β遮断薬 70

2）バソプレシン 71

3）ソマトスタチン 71

② 内視鏡治療 71

③ 部分的脾動脈塞栓術（PSE）71

④ 経頸静脈的肝内門脈大循環短絡術（TIPS）71

⑤ まとめ　72

**6　血小板減少**　…………………………75

1. **概念**　……………………………………75

　① 門脈圧亢進に伴う血小板減少のメカ
　　ニズム　75

　　1）脾腫・脾機能亢進　75

　　2）抗血小板抗体の存在　75

　　3）肝線維化進展に伴うトロンボポエ
　　　チン産生能の低下と骨髄機能低下
　　　75

　② 血小板減少の治療と問題点　75

2. **短期的上昇**　………………………………76

　① 血小板輸血　76

　② TPO受容体作動薬　76

　　1）作用機序　76

　　2）利点　76

　　3）欠点　76

　　4）投与の実際　76

　③ 血小板減少を伴う慢性肝疾患患者に
　　おける治療アルゴリズム　77

3. **中・長期的上昇：脾摘/PSE**　…………78

　　1）脾臓摘出術（脾摘）　78

　　2）部分的脾動脈塞栓術（PSE）　78

　　3）脾摘かPSEかの選択　78

　① PSEの適応　79

　　1）PSEとは？　79

　　2）適応　79

　　3）手技　79

　　4）合併症　79

　　5）治療効果　80

　② 脾摘の適応　80

　　1）禁忌　80

　　2）適応　81

　③ 脾摘/PSE後の合併症（感染症）対策
　　81

　　1）概念　81

　　2）脾臓機能　81

　　3）脾摘後重症感染症（OPSI）　81

　　4）PSEと感染症　82

**7　PoPH**　……………………………………84

1. **概念**　……………………………………84

　① 概念　84

　② 原因　84

　③ 疫学　84

　④ 予後　85

2. **検査・診断**　………………………………85

3. **治療**　……………………………………86

　① 薬物療法　86

　② 肝移植　87

　③ BRTO，TIPS　87

4. **経過・予後**　………………………………87

**8　門脈圧亢進症の背景肝硬変への原因
　　治療**　……………………………………90

1. **B型肝硬変**　………………………………90

2. **C型肝硬変**　………………………………92

3. **アルコール性肝硬変**　……………………94

4. **原発性胆汁性胆管炎（PBC）**　…………96

**9　門脈圧亢進症に対する肝移植の適応**　…98

1. **肝移植の適応**　……………………………98

2. **肝移植の方法**　……………………………98

　① 脳死肝移植　98

　② 生体肝移植　98

　③ 脳死肝移植希望者（レシピエント）
　　選択基準の詳細　99

　④ 背景疾患・病態からみた移植の適応
　　99

3. 肝移植後の予後 ……………………… 100

## 第 4 章　各種原因における門脈圧亢進症への対策

**1　バッド・キアリ症候群** ……………… 102
　1. 概念 …………………………………… 102
　2. 分類 …………………………………… 102
　　① 閉塞部位による分類　102
　　② 成因による分類　102
　　③ 進行速度による分類　102
　3. 疫学 …………………………………… 103
　　① 頻度　103
　　② 成因　103
　4. 診断指針 ……………………………… 103
　5. 治療指針 ……………………………… 104
　　① IVR　104
　　② 外科的血管 (静脈) 形成術　104
　　③ 肝移植　104
　　④ 血栓溶解療法　104
　6. 経過観察指針 ………………………… 105
**2　チロシンキナーゼ阻害薬 (TKI) の門脈圧
　　亢進症への影響** ……………………… 106
　1. 概念 …………………………………… 106
　2. 分類 (VEGFRへの効果からみた違いに

ついて) …………………………… 106
　3. 疫学 (基礎的・臨床データを中心に) …… 106
**3　オキサリプラチンによる肝中心静脈閉塞症
　　(VOD)/肝類洞閉塞性症候群 (SOS)** …… 109
　1. 概念 …………………………………… 109
　2. 分類 (原因別) ………………………… 109
　3. 疫学 (オキサリプラチンによるVOD/SOSを
　　中心に) ………………………………… 109
　4. 診断指針 ……………………………… 109
　5. 経過観察・治療指針 ………………… 110
**4　造血幹細胞移植後のVOD/SOSと
　　デフィブロチド** ……………………… 111
　1. 概念 …………………………………… 111
　2. 分類 (発症時期による分類) ………… 111
　3. 疫学 …………………………………… 111
　　① 頻度　111
　　② 成因　111
　4. 診断指針 ……………………………… 111
　5. 治療指針 ……………………………… 111

## 第 5 章　今後の課題—Where is "Point of no return" を求めて—

**SVR後肝硬変のPoint of no returnは
門脈圧亢進症の存在か？** ………………… 116

索　引 ……………………………………………… 118

# 第1章

# 門脈圧亢進症の
# 概要と分類

- 門脈は，肝臓と消化管の架け橋であり，消化器内科・外科・放射線科の全ての医師に関わりが深く，CT axial像を見るまでもなく腹部では大動脈・下大静脈と並ぶ三本柱の一つとも言うべき重要血管である.
- 即ち，門脈圧亢進症とは，何らかの原因により肝内・肝門部・肝外門脈系血管や静脈系血管の閉塞による循環障害の結果，門脈圧の上昇（$14.7\,mmHg \fallingdotseq 200\,mmH_2O$ 以上）[1]による症状をきたした疾患の病態的総称である.
- 正常人の門脈血行動態は，上腸間膜静脈（superior mesenteric vein：SMV）・下腸間膜静脈（inferior mesenteric vein：IMV）や脾静脈など腹腔内の全ての静脈血が集合し，門脈本幹→肝内右枝/左枝→二次分枝→類洞に至る順行求肝性血流（hepatopetal flow）を呈し，肝細胞内で解毒を中心に多彩な代謝を司り，肝静脈に流出する.
- 腸肝循環もこの経路を利用しており，胆汁排泄は回腸末端で再吸収され，門脈を介して再度肝臓に運ばれるため，この経路は閉鎖サイクルと呼ばれている.

## 1. 門脈圧亢進症の血行動態（消化管静脈瘤と肝性脳症の発症）

- 何らかの病因によりこの門脈経路のどこかに閉塞機転が生じ門脈圧が亢進すると，肝内血管抵抗の増大により肝内に注ぐ門脈血流量は減少し，門脈本幹から逆行する血液成分が増え，肝外門脈血流が増加し，遠肝性血流（hepatofugal flow）に転じる.
- 脾静脈から肝の対側に向かい脾腫が生じ，左胃静脈・短胃静脈から供血される食道胃噴門部静脈瘤，後胃静脈から供血され，排血路である胃腎シャントの経路で形成される孤立性胃静脈瘤，さらには異所性静脈瘤として膵十二指腸静脈から十二指腸静脈瘤，下直腸静脈から直腸静脈瘤，術後では吻合部静脈瘤が形成される.
- 加えて，肝性脳症では，肝内の尿素サイクルの破綻に加え，肝外門脈因子として脾門部からの脾腎シャント，SMV/IMVと交通する性腺静脈（卵巣・精巣静脈）シャントや細小血管がSMV/IMVと直接交通するRetzius静脈短絡路などの肝外シャントが形成される.
- 症例によっては肝内動脈-門脈（AP）シャント・肝内門脈-肝静脈（PV）シャントなど，複雑な血行動態も原因となり得る.

## 2. 原因となる背景疾患

- わが国での頻度としては肝硬変（liver cirrhosis：LC）が最も多く，次いで特発性門脈圧亢進症（idiopathic portal hypertension：IPH），肝外門脈閉塞症（extra-hepatic portal obstruction：EHO），バッド・キアリ症候群（Budd-Chiari syndrome：BCS）

**表1　門脈圧亢進症の分類：背景疾患と閉塞部位**

| | 肝前性 | 肝内性 | | | 肝後性 |
| --- | --- | --- | --- | --- | --- |
| | | 前類洞性 | 類洞性 | 後類洞性 | |
| 門脈圧<br>(PVP) | (↑↑*) | ↑↑ | ↑↑ | ↑↑ | ↑〜↑↑ |
| 閉塞肝静脈圧<br>(WHVP) | 正常 | 正常 | ↑↑ | ↑↑ | 〈測定不可〉 |
| 代表的基礎疾患 | EHO<br>膵動静脈奇形<br>慢性膵炎 | IPH<br>日本住血吸虫症<br>PBC<br>PSC<br>肝内動脈-門脈シャント | 慢性骨髄線維症<br>SOS | LC<br>ヘモクロマトーシス | BCS<br>うっ血性心不全 |

＊：慢性膵炎を除く．

となっており，日本門脈圧亢進症学会で編集，発刊されている門脈圧亢進症取扱い規約（1996年初版，2013年第3版，2022年第4版）では背景疾患として主にこの4つが記載されている[2]．

- このうちLCを除く，IPH，EHO，BCSの3疾患は長らく厚生省〜厚生労働省〜国立研究開発法人日本医療研究開発機構（AMED）において，難治性疾患研究事業として「門脈血行異常症に関する調査研究」が行われ，2018年12月13日に門脈血行異常症ガイドラインが作成された[3]．

# 3. 分類：背景疾患と閉塞部位 (表1)

- 門脈系血管の循環障害の結果，血管抵抗が上昇するには，どこかにその閉塞機転をきたす部位が存在する．
- その閉塞機転は，肝内と肝外に分類され，前者は類洞前・類洞内・類洞後，後者は肝前性と肝後性に細分され，それぞれ原因となる背景疾患が異なる．

# 4. 病因

- 最も頻度が高いのは肝内後類洞性肝静脈閉塞によるLCであり，B/C型肝炎ウイルス・アルコール性・代謝性疾患など原因は多様である．
- LCの病因は，B型ウイルス性肝炎12.4%，C型ウイルス性肝炎53.3%，アルコール性肝炎17.6%，原発性胆汁性胆管炎（primary biliary cholangitis：PBC）3.4%，自己免疫性肝炎1.8%，それ以外［非アルコール性脂肪肝炎，原発性硬化性胆管炎（primary sclerosing cholangitis：PSC）ほかを含む］11.4%であり，全ての慢性肝疾患がLCの原因となり得る[4]．
- 次いでIPH・日本住血吸虫症などでみられる肝内前類洞性門脈閉塞があり，PBCもこ

の範疇に入る．その他，肝後性としてはBCSでみられる肝外肝静脈閉塞，下大静脈の閉塞がある．

● 肝前性には臍帯静脈炎などを含む先天性門脈形成異常によるEHOがあり，また成人での何らかの病因による急性門脈血栓症（一過性），その後の持続する慢性の門脈血栓症[5]に加え胆管炎や慢性膵炎，悪性腫瘍の門脈浸潤・腫瘍塞栓による二次性EHOがある．

● その中で脾静脈閉塞が主体の場合は左側門脈圧亢進症とも呼ばれる．例えばその形成過程で脾静脈血栓～肝内外の門脈血栓（肝内外）を伴わない慢性膵炎では，胃体部静脈瘤は形成されるが，門脈圧は上がらない例もあることから，局所性門脈圧亢進症と呼ばれることもある．

● 頻度は少ないものの，類洞内閉塞には慢性骨髄線維症など血液疾患による髄外造血以外に，新たな門脈圧亢進症の発症要因として，近年，肝類洞閉塞症候群（sinusoidal obstruction syndrome：SOS）が注目されている．SOSは，以前は肝中心静脈閉塞症（veno-occlusive disease：VOD）と総称される疾患概念に含まれていたが，大腸癌の標準治療（FOLFOX療法）に用いられるオキサリプラチンなどによる類洞内皮細胞障害により生じ，脾腫，血小板減少，食道静脈瘤をきたす．

● 近年はintermediate stage以降の進行肝細胞癌に対する抗VEGF作用を有する分子標的薬チロシンキナーゼ阻害薬（TKI）による門脈圧亢進症への影響も注目されている．TKIは，VEGF受容体（R-1，2，3）への制御作用の違いにより，門脈血流の維持・低下へ及ぼす影響の程度が異なり，TKIにより高アンモニア血症や時に肝性脳症の出現などがみられる．

● 一方，小児科領域が主であるが，造血幹細胞移植後早期に多臓器不全（MOF）を伴う重症VODは，肝中心静脈の閉塞は必須ではなく線溶系の低下・凝固系亢進による血流停滞と類洞閉塞が主体のため，現在ではSOSの呼称が用いられ[6]，これに対するデフィブロチドがわが国でも保険適用となっている．近い将来，血栓症リスクを有する他の成人重症門脈血行異常症に対しても，その効果への保険適用が期待されるなど，第5章で後述するLCの"Point of no return"に加え，新たな門脈圧亢進症への対応が求められている．

### ■ 文献

1) 日本門脈圧亢進症学会（編）：門脈圧亢進症取扱い規約，第3版，金原出版，20，2013
2) 日本門脈圧亢進症学会（編）：門脈圧亢進症取扱い規約，第3版，金原出版，3-5，2013
3) 滝川　一ほか：門脈血行異常症ガイドライン2018年改訂版（2018年12月13日Version），厚生労働科学研究費補助金（難治性疾患政策研究事業）「難治性の肝・胆道疾患に関する調査研究」班：門脈血行異常症分科会，2018
4) 泉　並木（監）：肝硬変の成因別実態2014，医学図書出版，148，2015
5) Kokubu S：Diagnosis of portal vein thrombosis．In Obara K ed, Clinical Investigation of Portal Hypertension，Springer，481-484，2019
6) Dignan FL et al：BCSH/BSBMT guideline：diagnosis and management of veno-occlusive disease（sinusoidal obstruction syndrome）following haematopoietic stem cell transplantation．Br J Haematol 163：444-457, 2013

第2章

# 門脈圧亢進症の診断

● 門脈圧亢進症は慢性肝疾患・肝硬変患者の合併症においてみられる中心的な基礎病態の一つであり[1]，わが国の門脈圧亢進症の原因は8～9割が肝硬変である．

● 慢性肝疾患診療において，血液生化学検査は最も簡便で汎用性の高い検査である．

● 血小板数は肝の線維化のみならず，門脈圧亢進症を最もよく反映しているとされ[2]，血小板数20万/$\mu$L未満は肝線維化のスクリーニング対象とされており，線維化進展の評価には日常臨床で評価可能（年齢，血小板数，AST，ALT）なFib-4 indexの有用性が報告されている[3]．

● 門脈圧亢進症による血小板数の低下は脾機能亢進を主要な要因とし，肝臓でのトロンボポエチン合成低下も関与する[注]．

> 注）欧米ではフィブロスキャンによる肝硬度<15kPa，血小板数>15万/$\mu$Lでは門脈圧亢進症の可能性は除外されるとしている．

● 総胆汁酸は閉鎖的な腸肝循環を行っており，門脈圧亢進症によって門脈大循環シャントが形成されることによって血中の総胆汁酸は上昇する．

● アンモニアは肝臓のオルニチン回路（尿素回路）によって分解されるが，門脈大循環シャントの形成により血中アンモニア濃度は上昇し，肝性脳症の誘因となる．

● Mac-2結合タンパク糖鎖修飾異性体（Mac-2 binding protein glycosylation isomer：M2BPGi）は新規肝線維化マーカーであるが，肝静脈圧較差（hepatic venous pressure gradient：HVPG）と有意な相関が報告され[4]，門脈圧亢進症の予測因子となる可能性がある．

● M2BPGiは肝線維化マーカーであると同時に，肝細胞癌発生や予後の予測因子であることが示されている．

● オートタキシンも新規肝線維化マーカーで，特に線維化早期段階から上昇し，高い診断能が報告されている．男性におけるオートタキシンは，肝性脳症および静脈瘤破裂の検出において，他のどのバイオマーカーよりも効果的との報告があり[5]，今後の評価が待たれる．

● いずれの血液生化学検査においても，肝機能低下や線維化，門脈大循環シャントの形成などを間接的に評価しているものであり，これらが単独で診断に用いられることはなく，門脈圧亢進症は臨床所見，画像所見，血液所見を併せて総合的に診断する．

### memo M2BPGi

わが国発の新規肝線維化マーカーであり，肝線維化の病理所見とよく相関するが，背景肝疾患によってcut off値が異なることや[6]，C型肝炎ウイルス（HCV）に対する直接作用型抗ウイルス薬（DAA）など肝炎治療によっても値が変動することが知られている．肝星細胞の活性化マーカーとの推察が報告されており，門脈圧亢進症における意義が今後解明されていく可能性がある．

## ■ 文献

1) 直江秀昭ほか：門脈圧亢進症の診断．日消誌 116：374-385，2019
2) Berzigotti A et al：Elastography, spleen size, and platelet count identify portal hypertension in patients with compensated cirrhosis．Gastroenterology 144：102-111.e1, 2013
3) 日本消化器病学会，日本肝臓学会（編）：NAFLD/NASH診療ガイドライン2020改訂第2版，南江堂，2020
4) Wu PS et al：Mac-2 binding protein glycosylation isomer is a potential biomarker to predict portal hypertension and bacterial infection in cirrhotic patients．PLoS One 16：e0258589, 2021
5) Shao X et al：Usefulness of autotaxin for the complications of liver cirrhosis．World J Gastroenterol 26：97-108, 2020
6) Shirabe K et al：Mac-2 binding protein glycan isomer（M2BPGi）is a new serum biomarker for assessing liver fibrosis：more than a biomarker of liver fibrosis. J Gastroenterol 53：819-826, 2018

**2**

診断

## 1. 概念

● 内視鏡的には，食道胃静脈瘤は食道胃噴門部静脈瘤と，食道静脈瘤を伴わない胃穹隆部を中心としたいわゆる孤立性胃静脈瘤に分かれる．食道胃噴門部静脈瘤は，胃噴門部小弯側から食道へ連続して存在することが多い．

● 上部消化管内視鏡検査での発赤所見［red color（RC）sign］は，食道胃静脈瘤出血の危険因子である．

● 食道静脈瘤ではF2以上またはRC sign陽性は，治療適応となる．

● 孤立性胃静脈瘤では，大きな静脈瘤，RC sign陽性，Child-Pugh分類（肝予備能低下）が治療適応の判断基準であると報告されている．

## 2. 内視鏡形態による分類

● 食道胃静脈瘤はその占拠部位，形態，色調，発赤所見，出血所見，粘膜所見の6項目によって記載される．詳細に関しては，食道・胃静脈瘤内視鏡所見記載基準（**表1**）[1]を参照し内視鏡的形態を正しく理解しておくことは極めて大切である．

## 3. 疫学

### ① 頻度

● 非代償性肝硬変患者の約70%に食道胃静脈瘤が発達する．その多くが食道静脈瘤であり，孤立性胃静脈瘤の割合は5～10%である[2,3]．食道胃静脈瘤としての出血率は1年あたり5～15%であるが，RC signの有無，形態により出血率は異なり，また食道静脈瘤と胃静脈瘤では出血率は大きく異なる[2,3]．

### ② 成因

● 肝硬変の成因に準じる．

## 4. 経過観察・治療指針

● Merkelら[4]は食道静脈瘤を有する627例を用いた患者の検討において，初回出血を起こす有意な因子は，静脈瘤の大きさ・RC signの程度そしてChild-Pugh scoreであると解析している．また米国肝臓学会（AASLD）と欧州肝臓学会（EASL）のガイドライン[2,3]において，small varices（F1程度）であってもRC sign陽性（**図1**）の場合には予防的治療の適応とされている．さらにBaveno VI Consensus Workshopにおいては，

表1 食道・胃静脈瘤内視鏡所見記載基準（文献1より作成）

| | 食道静脈瘤（EV） | 胃静脈瘤（GV） |
|---|---|---|
| 占拠部位<br>location [L] | Ls：上部食道にまで認められる静脈瘤<br>Lm：中部食道まで認められる静脈瘤<br>Li：下部食道にのみ限局した静脈瘤 | Lg-c：噴門部に限局する静脈瘤<br>Lg-cf：噴門部から穹窿部に連なる静脈瘤<br>Lg-f：穹窿部に限局する静脈瘤 |
| 形態<br>form [F] | F0：治療後に静脈瘤が認められなくなったもの（治療後の記載所見）<br>F1：直線的で比較的細い静脈瘤<br>F2：数珠状の中程度の静脈瘤<br>F3：結節状あるいは腫瘤状の太い静脈瘤<br><br>（注）治療後の経過中にred vein, blue veinが認められても静脈瘤の形態をなしていないものはF0とする | 食道静脈瘤の記載法に準じる |
| 色調<br>color [C] | Cw：白色静脈瘤 white varices<br>Cb：青色静脈瘤 blue varices<br>i) 静脈瘤内圧が高まって緊満した場合は青色静脈瘤が紫色・赤紫色になることがあり，その場合はviolet (v) を付記してCbvと記載してもよい<br>ii) 血栓化された静脈瘤は，Cw-Th（white cordともいう），Cb-Th（bronze varicesともいう）と付記する | 食道静脈瘤の記載法に準じる |
| 発赤所見<br>red color sign [RC] | 発赤所見には，ミミズ腫れred wale marking [RWM]，チェリーレッドスポットcherry red spot [CRS]，血マメ hematocystic spot [HCS] の3つがある<br><br>RC0：発赤所見が全く認められないもの<br>RC1：限局性に少数認められるもの<br>RC2：RC1とRC3の間<br>RC3：全周性に多数認めるもの<br><br>（注）i) telangiectasiaがある場合はTeを付記する．ii) RCの内容（RWM, CRS, HSC）はRCの後に付記する．iii) F0でもRCが認められるものはRC1-3で表現する | <br><br>RC0：発赤所見を全く認めない<br>RC1：RWM, CRS, HSCのいずれかを認める<br><br>（注）胃静脈瘤ではRCの程度を分類しない |
| 出血所見<br>bleeding sign [BS] | 出血中所見<br>湧出性所見 gushing bleeding：破裂部より大きく湧き出るような出血<br>噴出性出血 spurting bleeding：破裂部が小さくjet様の出血<br>滲出性出血 oozing bleeding：滲み出る出血<br>止血後間もない時期の所見<br>赤色栓red plug，白色栓 white plug | 食道静脈瘤の記載法に準じる |
| 粘膜所見<br>mucosal finding [MF] | びらん erosion [E]：認めればEを付記する<br>潰瘍 ulcer [UI]：認めればUIを付記する<br>瘢痕 scar [S]：認めればSを付記する | |

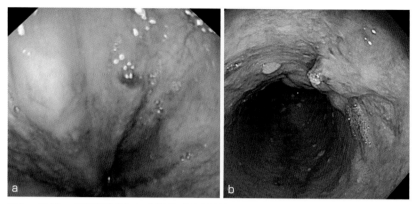

**図1 前医にて経過観察中に食道静脈瘤破裂をきたした症例**

a：静脈瘤上にRC signを認める．b：約1年後に吐血にて当院へ緊急搬送．以前にRC signが認められていた部分からの出血であった．吐血後18〜24時間経過しておりその色調から白色栓，赤色栓とそれらの混合した赤白混合栓と考えられる．

RC sigh陽性に加えChild-Pugh class Cも静脈瘤出血を増加させる因子と明記されている[4]．

● 胃静脈瘤に関しては2つのコホート研究の結果[5,6]から，出血の危険因子に選択されるものとして胃静脈瘤の存在部位・形態・RC sign陽性の有無，そして肝予備能が挙げられ，AASLDやEASLガイドラインにもその旨が明記されている[2,3]．

■ 文献

1）日本門脈圧亢進症学会（編）：門脈圧亢進症取扱い規約，第3版，金原出版，2013
2）Garcia-Tsao G et al：Portal hypertensive bleeding in cirrhosis：Risk stratification, diagnosis, and management：2016 practice guidance by the American Association for the study of liver diseases. Hepatology 65：310-335, 2017
3）European Association for the Study of the Liver：EASL Clinical Practice Guidelines for the management of patients with decompensated cirrhosis. J Hepatol 69：406-460, 2018
4）Merkel C et al：Clinical significance of worsening portal hypertension during long-term medical treatment in patients with cirrhosis who had been classified as early good-responders on haemodynamic criteria. J Hepatol 52：45-53, 2010
5）Sarin SK et al：Prevalence, classification and natural history of gastric varices：a long-term follow-up study in 568 portal hypertension patients. Hepatology 16：1343-1349, 1992
6）Kim T et al：Risk factors for hemorrhage from gastric fundal varices. Hepatology 25：307-312, 1997

## 1. 概念

● 門脈圧亢進状態を示す客観的所見として，超音波を用いた脾臓計測による脾腫の有無，ドプラを用いた側副血行路の精査や左胃静脈の血流方向の確認，さらには門脈圧と相関すると言われている門脈血流速度測定と断面積から求められるうっ血係数（断面積/流速）などは重要である．

## 2. 分類（診断指針も含む）

### ① Bモード断層法

● 肝硬変では，結節形成に伴い，肝表面の凹凸不整，肝内エコーの粗造がみられる．特発性門脈圧亢進症（idiopathic portal hypertension：IPH）では，肝表面は平滑であり，肝辺縁は鋭である．また門脈周囲には低エコー帯がみられる．

● 脾腫がみられることが多い．特にIPHでは著しい脾腫を認める．長径×短径であらわすspleen indexがあり，>40 cm$^2$で脾腫とすることが多い（**図1**）．2021年に改訂された腹部

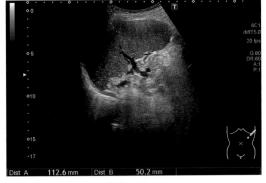

**図1　実際の脾臓の計測**
長径（11.26 cm）× 短径（5.02 cm）であり spleen index は 56.53 cm$^2$ と計算され，40 cm$^2$ 以上となり脾腫と判定された．

超音波検診判定マニュアル[1]では脾臓の最大径を計測し，最大径が10 cm以上，15 cm未満の場合，カテゴリー2（良性）の脾腫で判定区分B（軽度異常）とし，最大径が15 cm以上の場合，カテゴリー3（良悪性の判定困難）の脾腫で判定区分D2（要精検）と判定する[1]．

● 肝内・外において様々な血管の異常がみられる．それぞれの血管の太さ（径），走行，異常血行路などの評価・測定を行う．肝左葉下面，脾門部，腹部食道周辺などに側副血行路がみられることが多い．

### ② カラードプラ法

● 門脈系血管の血流方向と異常血流の存在を診断するのに適している．肝外門脈閉塞症（extra-hepatic portal obstruction：EHO），動脈–門脈（A-P）シャント，バッド・キアリ症候群，シャント脳症などの診断に有用である（**図2**）．

● 浅野ら[2]は，食道胃静脈瘤を有する肝疾患患者の左胃静脈の血流方向をドプラ超音波

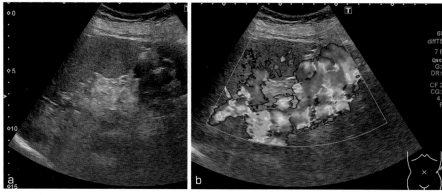

**図2　脾腎シャント**
肝硬変患者の脾腎シャントのBモード画像（a）．脾臓は腫大し脾静脈も拡張している．脾門部より伸びる血管は脾腎シャントである．ドプラ超音波にて血流はより明瞭になる（b）．

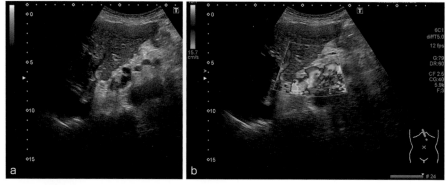

**図3　左胃静脈**
肝左葉の裏面に沿って拡張・蛇行した左胃静脈を認める（a）．静脈径は10mmを超え，上部消化管内視鏡検査で著明な食道胃静脈瘤の発達を認めた．ドプラ超音波にてより遠肝性血流が検出された（b）．

にて測定を行ったところ，88％が遠肝性であり求肝性血流は12％のみであると報告している（**図3**）．

● 血流量や門脈うっ血係数（断面積/流速）を算出して，血行動態の定量的解析にも極めて有用である．

■ **文献**

1）日本消化器がん検診学会，日本超音波医学会，日本人間ドック学会：腹部超音波検診判定マニュアル改訂版（2021年）．https://www.jsgcs.or.jp/files/uploads/manual2021.pdf（閲覧2022年7月）

2）浅野　朗ほか：内視鏡的硬化療法（EIS）前後の左胃静脈（LGV）血行動態—体外式カラードプラ超音波断層法（CD-US）による検討—．肝臓 40：205-216，1999

● 造影CTでは，肝臓や脾臓の形態および肝腫瘍の血流動態に加えて，食道胃静脈瘤を含む種々の側副血行路（シャント）を質的・量的に評価することが可能であり，門脈圧亢進症診療において極めて有用である[1]．

● 脾腫の存在は，門脈圧亢進症を示唆する重要な所見であり，CT画像を用いて，脾容積を測定することも可能である．

● シャントの正確な評価は，門脈圧亢進に起因する様々な合併症の発生予測を可能にし，さらに治療戦略を立案するうえで重要な基盤情報になり得る．

● 近年の多列検出器CT（multi-detector row CT：MDCT）の進歩によって，シャントの構成血管（流入・流出血管）およびその血管走行を詳細に把握できるようになった．

● 特にMDCTによる各種血管の3次元再構築像では，それらに加えて他臓器との位置関係が明瞭に描出され，様々なinterventional radiologyの情報源になる．

● 門脈圧亢進症において臨床上問題となる肝外シャントとして，胃腎シャント・脾腎シャントの他に傍臍静脈や性腺静脈が挙げられる．

## 1. 胃腎シャント (図1a)[2]

● 胃噴門部あるいは穹窿部に存在する孤立性胃静脈瘤の多くは，左胃静脈・後胃静脈・短胃静脈のうち単独ないしは複数の血管から供血され，左腎静脈へと排血するシャントによって形成される．

● 孤立性胃静脈瘤の治療法として，内視鏡的硬化療法（endoscopic injection sclerotherapy：EIS）またはバルーン閉塞下逆行性経静脈的塞栓術（balloon-occluded retrograde transvenous obliteration：BRTO）がある．

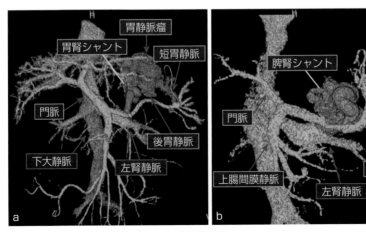

**図1 門脈系-大循環系血管の3次元再構築像**
a：胃腎シャント，b：脾腎シャント.

● 造影CTで胃腎シャントを形成する供血血管および排血血管を評価し，BRTOの適応について判断する．

# 2. 脾腎シャント (図1b) [3]

● 前述した後胃静脈や短胃静脈が胃内腔で静脈瘤を形成せずに左腎静脈と結合するシャントであり，壁外性胃静脈瘤ともみなせる．薬物療法に抵抗性を示すシャント脳症の原因となり得る [4]．

● アンモニアなどの腸管由来神経毒性物質を豊富に含む腸間膜静脈血が肝臓に流入することなく脾静脈を逆行し，脾腎シャントを介して大循環系へと流出することで脳症を惹起する．

● 造影CTによる静的なイメージに加えて，ドプラ超音波検査や血管造影検査などによる動的な血流評価を行うことで病態を詳細に把握することが可能となる．

■ 文献

1) Yoshiji H et al：Evidence-based clinical practice guidelines for liver cirrhosis 2020. Hepatol Res 51：725-749, 2021
2) 近森文夫ほか：胃静脈瘤の血行動態と治療．日門亢会誌 8：115-122，2002
3) Nardelli S et al：Relevance of spontaneous portosystemic shunts detected with CT in patients with cirrhosis. Radiology 299：133-140, 2021
4) 猪瀬　正：肝脳変性疾患の一特殊型．精神誌 51：53-76，1950

# 5 門脈圧測定

## 1. 門脈圧

### ① 門脈圧測定の意義

● 門脈圧評価は門脈圧亢進症診療の基本である[1].

### ② 単位換算

● $1\,cmH_2O = 0.736\,mmHg\,(1\,mmH_2O = 0.0736\,mmHg)$, $1\,mmHg = 13.6\,mmH_2O = 1.36\,cmH_2O$ という単位換算を認識しておく. 圧力トランスデューサーに接続してモニター測定する場合は$mmHg$, 水マノメーターに接続して測定する場合は$cmH_2O$（もしくは$mmH_2O$）で記載する.

### ③ 門脈圧のゼロ点設定

● 門脈圧測定のゼロ点は中腋窩線とされている. しかし, 中腋窩線は, 中腋窩から描いたイメージラインにすぎないので, ゼロ点設定の簡便法として認識しておく.

● CTの普及した今日では, CT上で門脈の背面からの高さを計測しゼロ点とするのがゴールドスタンダードと言える.

## 2. 門脈圧評価方法

### ① 直接的測定法

● 経皮経肝法：経皮経肝門脈造影の手技を用いて, 直接門脈にカニュレーションして測定する.

● 開腹法：回結腸静脈など腸間膜静脈から門脈にカニュレーションして測定する.

### ② 間接的測定法

● 肝静脈カテーテル法：肘静脈, 頸静脈, 大腿静脈経由で肝静脈（多くは右肝静脈）にバルーンカテーテルを挿入し, 自由肝静脈圧（free hepatic venous pressure：FHVP）とバルーンで閉塞した閉塞肝静脈圧（wedged hepatic venous pressure：WHVP）を測定する. 肘静脈アプローチは低侵襲で, 患者の心理的負担も少ない[2].

● WHVPは肝静脈間で交通が存在する場合には信頼度が落ちるので必ず造影して確認する. WHVPは門脈圧と近似する. ただし, IPHにおいては, 末梢門脈枝の潰れ, 門脈枝の硬化, 内腔の狭小化や肝静脈枝相互間吻合のためにWHVPと門脈圧は乖離することを認識しておく必要がある.

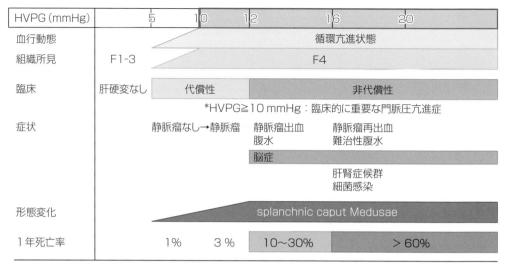

**図1　HVPG と splanchnic caput Medusae**

# 3. 門脈圧と臨床的意義

## ① 肝静脈圧較差（hepatic venous pressure gradient：HVPG）

● 門脈圧直接測定法は侵襲を伴うので，近年では間接測定法の WHVP や HVPG（WHVP － FHVP）で代用することが多い．HVPG はゼロ点設定部位の影響や腹腔内圧の影響を受けないというメリットがある．

## ② HVPG と門脈圧亢進症階層化

● HVPG の正常値は1〜5mmHg で，5mmHg＜HVPG＜10mmHg は mild portal hypertension（mild PH），HVPG≧10mmHg は clinically significant portal hypertension（CSPH）と定義される[3〜5]．

● 肝硬変は代償性と非代償性に分類される．代償性肝硬変は mild PH と10mmHg≦HVPG＜12mmHg の CSPH からなる．CSPH は食道胃静脈瘤などの門脈側副路・脾腫（splanchnic caput Medusae）[6]・全身循環亢進が進行する状態である．HVPG 増大は生命予後と関係するが，HVPG≧12mmHg になると腹水，静脈瘤出血，肝性脳症などをきたし非代償性となる（図1）．

# 4. 門脈圧と各種治療法

● 部分的脾動脈塞栓術（PSE），脾臓摘出術，経頸静脈的肝内門脈大循環短絡術（TIPS）（保険適用外），薬物療法［β遮断薬（保険適用外）など］は門脈圧低下を期待できる．一方，経皮経肝的塞栓術（PTO），経回結腸静脈的塞栓術，BRTO は止血効果とは裏腹に門脈圧上昇をきたす．

● 食道静脈瘤の代表的治療法である固有供血路の閉塞を目的とする内視鏡的硬化療法（高瀬法）では，拡張した傍食道静脈は閉塞されないことから，治療前後で門脈圧に大きな変化を認めない．

● HVPGを12mmHg以下，もしくは，ベースライン値から20％以上低下させれば食道静脈瘤出血は予防できるとされる．

> ### memo splanchnic caput Medusae
>
> 古典的caput Medusaeコンセプトでは腹部を顔，臍周囲皮下静脈拡張を蛇髪として捉えているのに対し，新コンセプトsplanchnic caput Medusaeでは脾腫を顔，側副路全てを蛇髪として捉えており，門脈圧亢進症全病期の指標となる[6]．

## ■ 文献

1) 近森文夫：門脈圧とそのゼロ点．日門亢会誌 24：17-22，2018
2) Yamamoto A et al：Utility of minimally invasive measurement of hepatic venous pressure gradient via the peripheral antecubital vein. Gut 70：1199-1201, 2021
3) Garcia-Tsao G et al：Portal hypertensive bleeding in cirrhosis：Risk stratification, diagnosis, and management：2016 practice guidance by the American Association for the study of liver diseases. Hepatology 65：310-335, 2017
4) Albilllos A et al：Classification of cirrhosis：the clinical use of HVPG measurements. Dis Markers 31：121-128, 2011
5) Suk KT：Hepatic venous pressure gradient：clinical use in chronic liver disease. Clin Mol Hepatol 20：6-14, 2014
6) Chikamori F et al：Stepwise partial splenic embolization for portal hypertension based on a new concept：Splanchnic caput Medusae. Radiol Case Rep 16：564-570, 2020

## 1. エラストグラフィ

- エラストグラフィ（elastography）は超音波エラストグラフィおよびMRエラストグラフィ（MRE）に分けられる.
- 超音波エラストグラフィはvibration controlled transient elastography（VCTE）（フィブロスキャン）とtwo dimension-shear wave elastography（2D-SWE）に大別される.
- エラストグラフィにより得られる肝硬度（liver stiffness：LS）は肝線維化診断のみならず，門脈圧亢進症，特にclinically significant portal hypertension（CSPH）診断への有用性が報告されている[注1].

> 注1）エラストグラフィにより得られるLSは線維化進展や門脈圧上昇のみならず，強い炎症，うっ血，胆汁うっ滞や食事摂取などに影響される.

## 2. LS測定による門脈圧亢進症診断

### ① VCTE-LS

- 肋間上に設置したプローブから50Hzの低振幅の機械的パルスを肝臓に送信し，組織内に伝搬された弾性せん断波の速度を計測することで測定可能となる（図1a）.
- CSPH診断のAUROCは0.90，感度87.5%，特異度85.3%であり，rule-outを13.6kPa，rule-inを21.0kPaとすることで高精度に診断が可能である[1]（表1）.

> **ポイント**
>
> Baveno VI criteria
> ●欧州における第6回Bavenoワークショップ（Baveno VI workshop）において以下のことが提唱された[2].
> ①VCTE-LS≦15.0kPaかつ血小板数≧15万/μLである場合，CSPHは除外される.
> ②代償性肝硬変の場合，VCTE-LS≧20.0kPaまたは血小板数≦15万/μLの場合はCSPHを否定できないため上部消化管内視鏡検査が推奨される.

### ② SWE-LS

- Bモードによる音響放射力インパルスを用いて肝組織にせん断波を発生させ，比較的広い領域（35mm×25mm）で肝臓の弾性を2次元で定量化することができる（図1b）.
- SWE-LSによるCSPH診断のAUROCは0.88，感度91.0%，特異度89.0%であり，rule-out 14.0kPa，rule-in 32.0kPaが推奨された[3]（表1）.

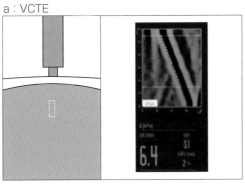

a：VCTE

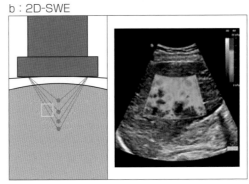

b：2D-SWE

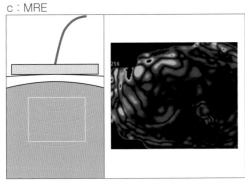

c：MRE

図1　代表的なエラストグラフィの機序

表1　超音波エラストグラフィおよびMRエラストグラフィのCSPH診断能

| LS | AUROC | cut off (kPa) | 感度（%） | 特異度（%） |
|---|---|---|---|---|
| VCTE | 0.90 | rule-out：13.6<br>rule-in：21.0 | 87.5 | 85.3 |
| 2D-SWE | 0.88 | rule-out：14.0<br>rule-in：32.0 | 91.0 | 89.0 |
| MRE | 0.88 | 5.05<br>rule-out：4.2-4.8<br>rule-in：報告なし | 83.0 | 80.0 |

| SS | AUROC | cut off (kPa) | 感度（%） | 特異度（%） |
|---|---|---|---|---|
| VCTE | 0.88 | 30.3-54.0 | 88.0 | 78.0 |
| 2D-SWE | 0.92 | 25.3-52.8 | 85.0 | 86.0 |
| MRE | 0.92 | 6.5-10.1（7.43） | 79.0 | 90.0 |

## ③ MRE-LS

● 体外振動を起こす加振装置により肝内に生じたずり弾性波の振動位相をプロトンの回転位相に変換させ，この位相差をMRIの位相画像で検出し，ずり弾性率が得られる（図1c）.

● MRE-LSによるCSPH診断はAUROC 0.88であり，cut off値 5.05kPaを用いること

で感度83.0％，特異度80.0％と報告された[4]（**表1**）．
- rule-outのためのLSを4.2〜4.8kPaとすることにより，高確率でCSPHが除外できることが報告された（rule-out）[5,6]．
- 食道胃静脈瘤診断において，VCTEを用いたcriteria（Baveno VI criteria）とMREを用いたmodified Baveno VI criteriaの比較ではMREの診断能が高いと報告された[6]．

> **ポイント**
>
> 超音波エラストグラフィとMREのLS換算
> - 弾性率を評価する際，超音波エラストグラフィはヤング率，MREは剛性率で評価するため，理論上MRE-LS×3≒超音波エラストグラフィ-LS値となる．
>   例：MRE＝3.0kPa ➡ VCTE≒9.0kPa．

# 3. 脾硬度

- 門脈圧亢進症では脾腫のみならず，脾硬度（spleen stiffness：SS）が上昇する．
- SSが上昇する機序として，脾臓うっ血，血管増生や脾臓の線維化によるリモデリングが影響すると考えられている．
- LSよりもSS測定のほうがCSPH診断に有用であることが報告されている[7]．

## ① VCTE-SS[注2], [注3]

- CSPH診断のAUROCは0.88，感度88.0％，特異度78.0％と報告された[7]（**表1**）．

> 注2）VCTEの測定限界が75kPaであるため，SSが75kPaを超えてしまうとVCTEでは測定が困難となる．

- 脾腫を伴わない場合には測定が困難である．

## ② SWE-SS[注3]

- CSPH診断のAUROCは0.92，感度85.0％，特異度86.0％と報告された[8]（**表1**）．

## ③ MRE-SS[注3]

- CSPH診断のAUROCは0.92，cut off値7.43kPaを用いることで感度79.0％，特異度90.0％と報告された[4]（**表1**）．MRE-SSは脾臓の長径やvolumeよりも食道胃静脈瘤の診断能が高いことも報告された[9]．

> 注3）SS測定（VCTE-SS，SWE-SS，MRE-SS）は保険適用外である．

> **memo** **SS測定用フィブロスキャンプローブ**
>
> 近年，SS測定用のVCTEが開発された．従来のプローブよりもSSの測定精度が上昇し，門脈圧亢進症の診断能が上昇したことが報告された[10]．

## 4. 治療後変化

● C型肝炎に対する抗ウイルス薬治療でsustained virological response（SVR）が得られた症例では経時的にLSおよびHVPGの低下とともに門脈圧亢進症を改善させることが報告された[11],[注4].

注4）一部の症例でSVR後もLSが低下せず，門脈圧亢進症の増悪や肝細胞癌の発症リスクが低下しない症例もあり，注意が必要である．

## 5. 特発性門脈圧亢進症（IPH）

● IPHではSS/LSの比が肝硬変に比し有意に上昇することが報告されており，診断に有用であると報告されている[12].
● 門脈血行異常症ガイドラインにおいて，超音波エラストグラフィはLSの軽度増加と，SSの著しい増加を評価することでIPHの診断の一助になると記載されている（エビデンスレベルIVa）[13].

## 6. まとめ

● LSやSS（保険適用外）を測定することによりCSPHを非侵襲的に評価することで不必要な内視鏡検査の回避が可能となり，医療費削減や合併症回避へとつながる可能性がある．
● 診断能はMREが優れているが，超音波エラストグラフィは簡便かつ安価というメリットがあるため，状況に合わせた使い分けが重要である．
● 診断能はコホートの違いに左右されるため，各々のモダリティのLSおよびSS（保険適用外）の直接比較が重要である．
● cut off値の設定やregion of interest（ROI）の標準化が期待される．

■ 文献

1）You MW et al：Meta-analysis for the diagnostic performance of transient elastography for clinically significant portal hypertension. Ultrasound Med Biol 43：59-68, 2017
2）de Franchis R：Expanding consensus in portal hypertension：Report of the Baveno VI Consensus Workshop：Stratifying risk and individualizing care for portal hypertension. J Hepatol 63：743-752, 2015
3）Thiele M et al：2D shear wave liver elastography by Aixplorer to detect portal hypertension in cirrhosis：An individual patient data meta-analysis. Liver Int 40：1435-1446, 2020
4）Singh R et al：Accuracy of liver and spleen stiffness on magnetic resonance elastography for detecting portal hypertension：a systematic review and meta-analysis. Eur J Gastroenterol Hepatol 32：237-245, 2021
5）Sun HY et al：Usefulness of MR elastography for predicting esophageal varices in cirrhotic

patients. J Magn Reson Imaging 39：559-566, 2014

6）Matsui N et al：Magnetic resonance elastography increases usefulness and safety of non-invasive screening for esophageal varices. J Gastroenterol Hepatol 33：2022-2028, 2018

7）Ma X et al：Spleen stiffness is superior to liver stiffness for predicting esophageal varices in chronic liver disease：A meta-analysis. PLoS One 11：e0165786, 2016

8）Hu X et al：Diagnostic accuracy of spleen stiffness to evaluate portal hypertension and esophageal varices in chronic liver disease：a systematic review and meta-analysis. Eur Radiol 31：2392-2404, 2021

9）Shin SU et al：Prediction of esophageal varices in patients with cirrhosis：usefulness of three-dimensional MR elastography with echo-planar imaging technique. Radiology 272：143-153, 2014

10）Nagai K et al：Gastroesophageal varices evaluation using spleen-dedicated stiffness measurement by vibration-controlled transient elastography. JGH Open 6：11-19, 2021

11）Mandorfer M et al：Sustained virologic response to interferon-free therapies ameliorates HCV-induced portal hypertension. J Hepatol 65：692-699, 2016

12）Takuma Y et al：Changes in liver and spleen stiffness by virtual touch quantification technique after balloon-occluded retrograde transvenous obliteration of gastric varices and exacerbation of esophageal varices：A preliminary study. Ultraschall Med 41：157-166, 2020

13）滝川　一ほか：門脈血行異常症ガイドライン2018年改訂版（2018年12月13日Version），厚生労働科学研究費補助金（難治性疾患政策研究事業）「難治性の肝・胆道疾患に関する調査研究」班：門脈血行異常症分科会，2018

第3章

# 門脈圧亢進症の治療適応と治療法の選択

# 1 消化管静脈瘤

## ❶ ─ 食道胃噴門部静脈瘤治療の適応と選択

● 食道胃静脈瘤破裂は門脈圧亢進症の重篤な合併症であり，肝硬変においては90%が食道胃静脈瘤を合併[1]，10〜30%が静脈瘤出血をきたし，出血した場合には35%程度と死亡率も高い[2,3]．よって緊急出血における止血対処，出血予防における治療選択は極めて重要である．

## 1. 治療適応

● 緊急内視鏡：上部消化管出血の症状は吐血，下血以外にもめまいや意識消失などの貧血症状を主体とする場合もある．肝硬変患者における出血は血液凝固能が低下しているため大量出血をきたし，出血性ショックなど全身状態不良な場合も多い．よって，まず全身状態の把握を速やかに行い，止血処置よりまず呼吸・循環動態管理を優先すべきである[4]．そのうえで安全に緊急内視鏡検査を行わなければならない（**図1**）．
● 内視鏡観察時，**図2，3**に示す所見[5]を認めた場合，ただちに止血治療が必要である．
● 待期・予防治療：非出血例でF2以上の静脈瘤，またはF因子に関係なくred color sign（RC sign）陽性の場合（**図4**）[6,7]．

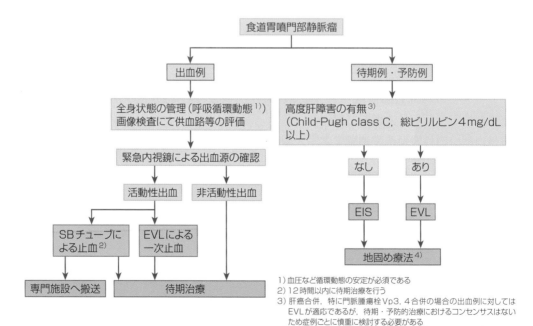

1）血圧など循環動態の安定が必須である
2）12時間以内に待期治療を行う
3）肝癌合併，特に門脈腫瘍栓Vp3，4合併の場合の出血例に対してはEVLが適応であるが，待期・予防的治療におけるコンセンサスはないため症例ごとに慎重に検討する必要がある
4）必ずしも必要がない場合もある．施行する場合はAPCやポリドカノールが用いられる

**図1　食道胃静脈瘤の治療戦略**

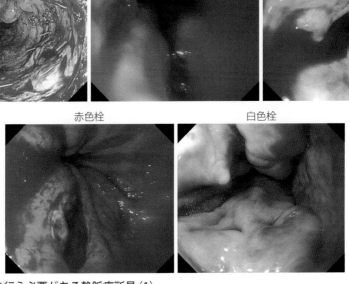

噴出性出血 湧出性出血 滲出性出血

赤色栓 白色栓

**図2　止血治療を行う必要がある静脈瘤所見（1）**
赤色栓は24時間以内に出血していた可能性が高く，白色栓は出血から24時間以上経過している可能性が高い．

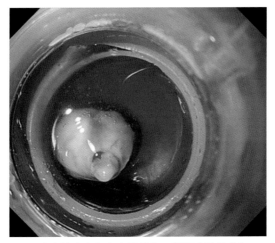

**図3　止血治療を行う必要がある静脈瘤所見（2）**
白色栓に対して緊急EVL施行（一次止血）．

● 6ヵ月以内に急速増大する病変もあり，再検した際に増大している病変は破裂の危険も
あるため治療を考慮する．

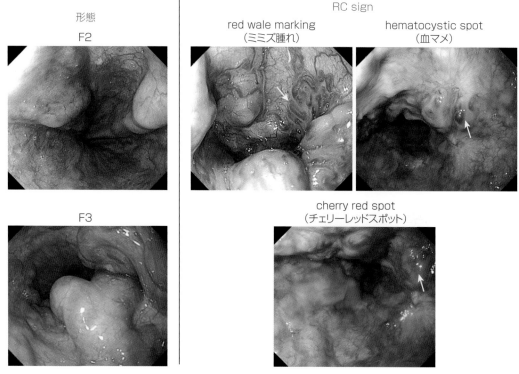

図4 待期・予防治療を考慮すべき静脈瘤所見

## 2. 治療法

● 現在，わが国では食道胃噴門部静脈瘤出血例，待期・予防例のいずれの場合も内視鏡治療が第一選択である[4]．治療を行う際には肝予備能や腹水の有無および腎機能の把握，進行肝癌（門脈腫瘍栓Vp3，4）の合併の有無，門脈血栓の有無，また門脈血行路の把握も非常に重要である．

● 門脈側副血行路の血行動態の把握については造影を含めた超音波検査，肝ダイナミック造影CT（できれば3D-CT），血管造影検査などがあり[8]，日常診療では肝ダイナミック造影CTが用いられることが多い．

● 治療方針決定には血行動態以外にも肝静脈楔入圧の測定などが必要となる場合もある．ただし造影剤禁忌，腎機能障害，意識障害などの場合には慎重に行う必要がある．

● 食道胃噴門部静脈瘤の場合，一般的には左胃静脈，後胃静脈，短胃静脈などが主な供血路であり傍食道静脈を介し奇静脈が排血路となる．

● 内視鏡治療においては，内視鏡的静脈瘤造影（endoscopic varicealography during injection sclerotherapy：EVIS）で貫通静脈やすだれ状静脈，特に門脈−肺静脈吻合などの血管走行の確認が必要である．

## 1 内視鏡的静脈瘤結紮術 (EVL)

- 内視鏡的静脈瘤結紮術 (endoscopic variceal ligation：EVL) は，出血例などの場合や待期・予防例においても肝予備能不良の場合，進行肝癌 (門脈腫瘍栓Vp3, 4) の合併に対して第一選択となる．

- EVLの対象となる症例は出血例や肝予備能不良例，腎機能障害を有する症例への選択が多いため，侵襲は少ないが治療後の循環障害や肝予備能増悪のリスクも高く，治療後管理は注意を要する．

- 再発率も高いため，再出血の予防として追加治療を検討する必要がある．

## 2 内視鏡的硬化療法 (EIS)

- 内視鏡的硬化療法 (endoscopic injection sclerotherapy：EIS) は，X線透視下で食道静脈瘤および供血路に硬化剤を注入し，血管を閉塞させる治療である．EISはX線透視下で行うため，緊急内視鏡の際に必ずしもX線透視下で行えない場合もあり，通常は待期・予防例に対して選択される．

- EISは左胃静脈，後胃静脈，短胃静脈などの供血路を閉塞させることを目的としているが，貫通静脈を介して傍食道静脈との交通が発達している場合には食道静脈瘤が残存する可能性も高く，再発を予防する意味でも門脈側副血行路の把握は重要である．

- 硬化剤として用いる薬剤はエタノラミンオレイト (ethanolamine oleate：EO) に造影剤を混ぜ，5% EOを作成する．食道静脈瘤に穿刺後，主な供血路が描出され，さらに硬化剤が停滞するまで投与することで食道静脈瘤を消失させることができる．

- EISの注意点として，EOによる血管内皮細胞障害による門脈血栓や肝不全への危険が生じるため，門脈本幹へのEOの流入を避ける必要がある．またEOの溶血作用により，ヘモグロビン尿や腎不全をきたす危険もあり，1回あたりの5% EO投与量は体重あたり0.4mL/kg以内とする．

- 血管外へのEOの漏出により組織障害をきたし，食道潰瘍や食道穿孔の危険もあるため穿刺針を血管内に保持しなければならない．EISにおいては安全に施行できる治療手技も身に着けておく必要もある．

- ポリドカノールを用いた血管外注入：一般的には小原ら (福島医大) の"地固め療法"に準じる．残存する細小静脈瘤および静脈瘤外の毛細血管拡張に対し肉眼的廃絶を行う．1穿刺あたりポリドカノール 1〜2mLを粘膜内もしくは粘膜下に注入し膨隆を形成．総量20mL以内とする．この範囲内であれば狭窄はない．浅い潰瘍形成による瘢痕化から食道壁硬化を促す．近年では，この部分 (F0に伴う残存RC sign陽性) をアルゴンプラズマ凝固法 (argon plasma coagulation：APC) で行う施設が増加している．

## 3 内視鏡的硬化療法結紮術併用療法 (EISL)

- 内視鏡的硬化療法結紮術併用療法 (endoscopic injection sclerotherapy with ligation：EISL) は，EISによる硬化剤の血管内注入後に穿刺孔を含めてEVLを行い，穿刺後の

肝ダイナミックCT

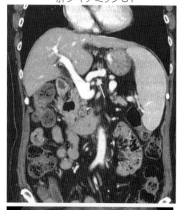
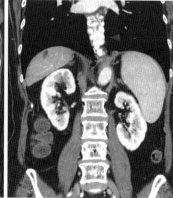
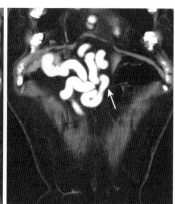

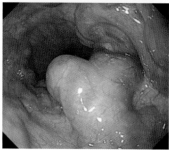

Lm, F3, Cb, RC1 (CRS) Lg-c,
F1, Cb, RC0

**図5　EISLを選択した症例**

供血路として左胃静脈を認め（黄矢印），排血路として傍食道静脈から奇静脈を認めたが（矢頭），遠肝性側副血行路である傍臍静脈から右内胸静脈の発達を認め（白矢印），また脾腫著明で肝静脈圧較差16mmHgでありHassab手術を施行．その後残存するF3の食道胃静脈瘤に対してEISLを選択した．

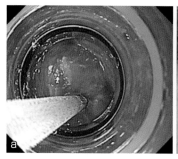
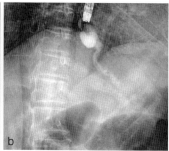
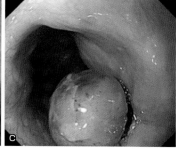

**図6　EISL施行の実際**

オーバーチューブ挿入，EVLデバイスを装着後，Oリングも装着したままスコープを穿刺目標とする静脈瘤まで進める（a）．バルーンに空気注入後，静脈瘤を穿刺，供血路に十分なEOの停滞を確認した後（b），穿刺針を抜去すると同時に穿刺部位を含めて吸引，Oリングで結紮する（c）．

出血の危険を抑える効果がある（**図5，6**）．

● EISLは，巨木型食道静脈瘤にはよい適応とされている．巨木型食道静脈瘤とは巨大食道静脈瘤が噴門部静脈瘤に連なるものである．食道静脈瘤全体の2～4％に認められ，すだれ状静脈を介さずに左胃静脈から直接食道静脈瘤へ流入することから血流が速く血液量も多いため治療抵抗性であることが多い．

● EISLは，効果的で安全と考えられる食道胃静脈瘤治療手技で，抜針後の穿刺孔出血

の危険を極めて低率に抑えることができるが，本手技にはEVLおよび，EISの両方の手技を必要とするため熟練を要する．

> **ポイント**
>
> 緊急内視鏡時のポイント
> - 食道胃静脈瘤破裂における緊急内視鏡を施行する際，出血性ショックに対する全身状態の管理では細胞外液，赤血球濃厚液以外にも，アルブミン製剤，濃厚血小板，新鮮凍結血漿などの投与も検討すべきである．
> - 呼吸・循環動態の安定しない状態下で内視鏡治療を試みることは危険であり，Sengstaken-Blakemore (SB) チューブ挿入を試みることが必要である．
> - さらに全身状態が安定している場合においても，内視鏡止血手技に自信がない場合は上級医師と施行するか，さらなる専門病院 (門脈圧亢進症技術認定医の駐在施設が望ましい) への搬送も考慮すべきである．

## 3. PSE/脾摘が必要な症例の選択基準

> **ポイント**
>
> - 内視鏡治療抵抗例・脾腫 (特に巨脾) 合併例など高度の門脈圧亢進状態が示唆される症例．
> - 脾機能亢進に伴う高度の血小板減少例．

- 頻回の内視鏡治療にもかかわらず再発・再出血を繰り返す難治性食道胃噴門部静脈瘤に対しては，病態の本質である「門脈圧亢進」への治療介入を考慮すべきである．

- 門脈圧減圧療法として，薬物治療 (非選択性β遮断薬) の他に，部分的脾動脈塞栓術 (partial splenic embolization：PSE) や脾臓摘出術 (脾摘) が挙げられる．

- 血球減少 (特に血小板減少) を伴う脾腫・脾機能亢進症を改善すべく，以前より脾摘が施行されてきたが，近年ではそれに代わる低侵襲治療としてPSEが普及しつつある．その門脈圧低下の機序として，過剰な脾動・静脈血流の遮断による門脈血流量の減少と脾臓由来のエンドセリン1減少に伴う肝内血管抵抗の低下が想定されている．

- 非選択性β遮断薬長期投与によって肝静脈圧較差 (hepatic venous pressure gradient：HVPG) を前値の20%以上あるいは12mmHg未満に低下させることで，食道胃静脈瘤の出血イベントを有意に抑制することが証明されている[9,10]．一方，PSEによる平均HVPG低下率は前値の22〜23%で，さらに上記基準を約65%の症例で達成し得ると報告されており[11,12]，PSEの門脈圧減圧効果は臨床的に極めて有意義と言える．

- 脾腫・脾機能亢進症を伴う難治性静脈瘤症例に対しては，PSEあるいは脾摘による門脈圧コントロールが推奨される．

# ❷ 孤立性胃静脈瘤治療の適応と選択

## 1. 治療適応

● 非出血例（予防例）では，F2以上またはF因子に関係なくRC signやびらん・潰瘍を認める場合，短期間で急速な増大傾向を示す場合は，その高い出血のリスクから予防治療の適応となる[13,14].

● 予防例においてはChild-Pugh class Cであっても，シアノアクリレート系組織接着剤（cyanoacrylate adhesive：CA）注入による肝機能悪化の可能性は低く，内視鏡治療の適応となり得る.

● 出血例・出血既往例は絶対的治療適応である.

## 2. 治療法（緊急例）

● CAを用いた内視鏡治療が第一選択である.

● 内視鏡治療に至るまでの時間がかかる場合は，SBチューブ等を用いて圧迫止血を図る.

● 使用されるCAには，nb（n-butyl-2）-CAがある.

● CAは油性造影剤であるヨード化ケシ油脂肪酸エチルエステル注射液と混合し希釈して投与する. nb-CAは50〜90％の濃度で投与するとされるが，希釈濃度が低い場合には大循環への流出が危惧されるため，通常は60〜70％程度で使用する. なお，静脈瘤径が大きい場合（概ね10mm以上）は80％程度に濃度を上げる[15].

● CAの投与法の例：①混合液容量は2.4mLとし，23Gの穿刺針を用いる. 穿刺は出血点近傍とし，血液の逆流が確認されたら一気にCAを注入する（静脈瘤内には概ね1.4mL注入される）. ②混合液容量を1〜2mLとした場合は，CAを注入後に素早く50％ブドウ糖液を注入し，穿刺針内に残った混合液を静脈瘤内に押し出す.

● CA注入による止血後には，引き続いて供血路側に硬化剤（EO）を注入し，一期的な内視鏡治療完遂を図る（詳細は「3. 治療法（待期・予防例）」を参照）.

● 内視鏡治療困難な場合はSBチューブで対応し，輸血など循環動態を保ちながら専門病院へ速やかに搬送する.

## 3. 治療法（待期・予防例）

### ① 内視鏡治療

● 出血歴を有する孤立性胃静脈瘤症例に対する治療としては，CAを用いた内視鏡治療よりもバルーン閉塞下逆行性経静脈的塞栓術（balloon-occluded retrograde transvenous obliteration：BRTO）が再出血率は低いことが示されている[16,17]. これは，CAが胃静脈瘤局所のみに停滞し供血路が残存する可能性が高いことに関連する.

- 内視鏡治療時にCAの注入のみならず，EOも使用して残存した胃静脈瘤や供血路の血栓化を図る治療（CA/EO併用法）を行うことで，再出血率を低く抑えることができる[18]．すなわち，待期・予防例に内視鏡治療を行う際には，CAの注入により胃静脈瘤血流を遮断し，引き続き供血路側へのEO注入を行う必要がある．
- BRTOが困難な門脈大循環シャント未発達例は内視鏡治療のよい適応となる．
- 待期・予防例であっても，緊急例と同様の治療手技で行う．
- 術前には超音波内視鏡検査（endoscopic ultrasonography：EUS；細径プローブの使用も含む）により胃静脈瘤の最大短径を測定しておくと使用するCAの濃度の決定に役立つ（径10mm未満では60〜70%，10mm以上では80%程度が推奨される）．
- 治療手技
  ① 待期例であれば出血点近傍，予防例であれば観察される胃静脈瘤の中心付近を狙い，23Gの穿刺針を用いて穿刺する．
  ② 穿刺後，血液の逆流を確認し，あらかじめ用意しておいた油性造影剤と混合したCAを一気に注入する（具体的な注入法は「2．治療法（緊急例）」の項を参照）．
  ③ 引き続き，CA注入部位の後壁側（左胃静脈方向）または大弯側（短胃静脈方向）を穿刺し血液の逆流を確認後に造影剤を注入する．供血路造影が得られれば造影剤添加5% EOを注入し，供血路にEOを停滞させる（図7）．造影が不良であれば再度CAを注入する．なお，EO注入後の抜針時に穿刺部位から出血をきたすことがある．多くは自然止血されるが，抜針前にCAを注入して止血を予防することも考慮される．
  ④ 上記を繰り返すことにより，胃静脈瘤のみならず供血路の塞栓化を図る．
- 近年では，EUSガイド下に胃静脈瘤を穿刺し，血管塞栓用コイルを留置する治療が開発されている（保険適用外）．また，コイル留置後には，CA（粘稠性が低いもの）やEOを注入し，残存胃静脈瘤や供血路の塞栓化を図る[19,20]．

## ② バルーン閉塞下逆行性経静脈的塞栓術 (BRTO)

- 1991年に金川らによって開発されたBRTO[21]は，様々な治療器具の発達や治療技術の向上により孤立性胃静脈瘤に対する待期・予防的治療の第一選択としてわが国のみならず諸外国（特にアジア諸国）でも定着してきた．

### 1) BRTOの適応と禁忌

- BRTOにはバルーンカテーテルが挿入可能な門脈大循環シャントの存在が必須で，胃静脈瘤の主たる排血路である胃腎シャント（85〜90%）の他に，横隔静脈系シャント・奇静脈系シャントなどがある．胃腎シャントに対するBRTOの成功率は一般的に90%以上と報告されているが，胃腎シャント以外のシャントからのアプローチは難易度が高く，その成功率は40〜55%と低率である[22]．
- 適応：基本的にはアプローチ可能な門脈大循環シャント（特に胃腎シャント）を有する胃静脈瘤症例が治療対象であり，出血の既往のある胃静脈瘤（待期例）あるいは出

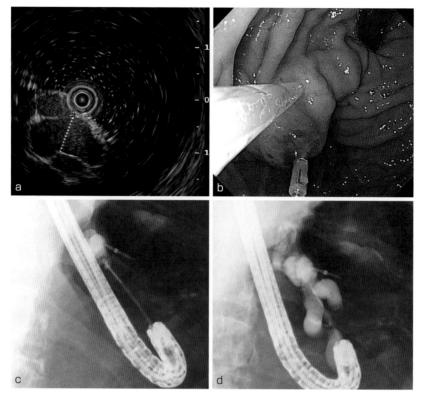

**図7　待期例における内視鏡的胃静脈瘤治療**
a：細径プローブによる胃静脈瘤観察．最大短径は7.3mm．b：前医では出血点にクリップ止血を施行．出血点のやや口側（排血路方向）を穿刺．c：静脈瘤径に応じて62.5％のnb-CAを注入．d：最初の穿刺部位よりも大弯後壁側を穿刺し造影剤を注入したところ供血路（短胃静脈）造影が得られたため，5％EOを短胃静脈根部まで注入．

血のリスクのある胃静脈瘤（予防例）がよい適応とされる．活動性出血性胃静脈瘤（緊急例）に対しては，内視鏡的止血術またはそれが困難な場合はバルーンタンポナーデ（Sengstaken-Blakemoreチューブ）による一次止血ののちにBRTOを施行することが望ましい．

● 禁忌：cavernomatous transformation（海綿状血管増生）が発達していない門脈血栓・腫瘍栓（特に門脈本幹），大量の腹水貯留を伴う症例に対しては禁忌あるいは適応外とされる．

### 2) 手技の概要

● 局所麻酔下に経大腿静脈的あるいは経内頸静脈的にアプローチして胃腎シャント内にカテーテルを進め，バルーン閉塞下逆行性静脈瘤造影（balloon-occluded retrograde transvenous varicerography：BRTV）にて排血路，供血路およびその他の副排血路を確認する（**図8**）．後述のごとく副排血路の処理を行った後，硬化剤（EO）を高濃度に充満・停滞させて，排血路-胃静脈瘤本体を硬化する（**図9**）．

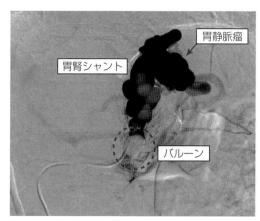

**図8　BRTO直前（BRTV）**
BRTVにて排血路（胃腎シャント）-胃静脈瘤本体-供血路が描出された.

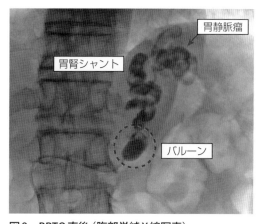

**図9　BRTO直後（腹部単純X線写真）**
腹部単純X線写真にて，排血路（胃腎シャント）-胃静脈瘤本体への硬化剤（EO）の流入および停滞が確認された.

表1　downgradingの手法

①50%ブドウ糖液注入（副排血路処理・glucose push法）
②EOのstepwise injection（段階的注入）
③マイクロカテーテルによるEOの選択的注入
④副排血路のコイル塞栓・バルーン閉塞
⑤double-balloon catheter systemによるシャント血管の直線化・短縮化

## 3) 手技的工夫

● BRTOの技術的難易度は胃静脈瘤の供血血管・排血血管の解剖・血行動態によって規定され，術前の画像診断でそれらを正確にアセスメントすることが成功への鍵である.

● Kiyosueらは胃静脈瘤/胃腎シャントシステムを，門脈側（供血路）の解剖および血行動態（門脈-大循環圧較差）によって3種類（Type 1～3）に分類した[23].

● またHirotaらの分類[24]はBRTVをもとに，胃静脈瘤の造影程度および副排血路の発達程度によって5段階（Grade 1～5）に類別したものであり，できるだけ少量のEOを胃静脈瘤内に高濃度かつ均一に充満・停滞させ，さらに目標血管以外の副排血路への流入を最小限に抑えるために，**表1**の手法を追加してdowngradingを図る必要がある.

## 4) 治療成績および内視鏡治療との比較

● メタ解析では手技成功率が96.4%，そのうち臨床的成功率（胃静脈瘤無再発・無再出血）が97.3%と極めて高い治療成績であり[25]，また手技成功例における胃静脈瘤再出血率は3.2～8.7%と低率であることが報告されている[26]（**図10，11**）.

● 胃静脈瘤の待期的治療（再破裂予防）におけるnb-CAを用いた内視鏡的硬化療法（EIS）とEOを用いたBRTOのランダム化比較試験の結果[17]，それぞれの1年・2年累積再

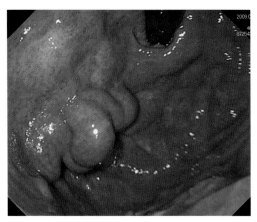

**図10　BRTO前（EGD）**
胃穹窿部に結節状の青色静脈瘤が認められる．発赤所見は認められない．
EGD：esophagogastroduodenoscopy（上部消化管内視鏡検査）

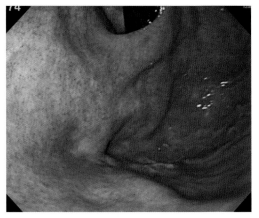

**図11　BRTO 3ヵ月後（EGD）**
BRTOによって孤立性胃静脈瘤は完全に消失した．
EGD：esophagogastroduodenoscopy（上部消化管内視鏡検査）

出血率は23.0% vs. 3.7%・34.8% vs. 7.4%であり，BRTOの方がEISより再出血率が有意に低いことが示された．一方，生存率・合併症発生率・食道静脈瘤増悪率に有意差は認められなかった．

### 5) 経カテーテル的門脈大循環シャント塞栓術の新たな展開

● 最近海外からバルーンの代わりにAmplatzer™ vascular plugを胃腎シャント内に留置した後に，EOではなく吸収性ゼラチンスポンジで閉塞するvascular plug-assisted retrograde transvenous obliteration（PARTO）[27]や，金属コイルを用いたcoil-assisted retrograde transvenous obliteration（CARTO）[28]などの新規手法が報告されており，今後の展開が注目される．

## ❸ — 異所性静脈瘤治療の適応と選択

● 門脈圧亢進症において，側副血行路は門脈系血管のあらゆる部位に形成され，その結果，食道から直腸に至る全ての消化管や腹腔内臓器に静脈瘤を形成する可能性がある．

● 食道・胃以外に形成される静脈瘤を異所性静脈瘤といい，比較的稀であるが，適切な診断・治療を行わなければ出血時に致死的になる場合も多い．

● 静脈瘤出血の中では異所性静脈瘤は1～5%の頻度と報告されており，ここでは十二指腸静脈瘤，直腸静脈瘤，吻合部静脈瘤などを中心に述べる．

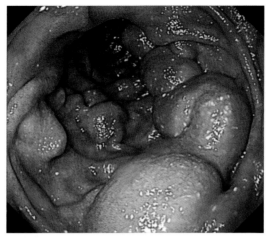

**図12　十二指腸静脈瘤**
水平部にF3の静脈瘤を認める.

# 1. 十二指腸静脈瘤

## ① 概念

- 十二指腸静脈瘤の頻度は異所性のうち32.9%であり[29]，わが国では肝硬変に起因するものが78.9%を占め，次いで特発性門脈圧亢進症(14.0%)，肝外門脈閉塞症(3.5%)が続く.

## ② 診断・検査

- 上部消化管内視鏡検査において，十二指腸静脈瘤は水平部に形成されることもあり，肝硬変患者に対する静脈瘤スクリーニングの際は水平部まで十分観察する必要がある(図12).

- 血行動態については肝ダイナミック造影CTや血管造影が有用である．前下膵十二指腸静脈から上腸間膜静脈などが供血路となり十二指腸静脈瘤を形成し，腎静脈，性腺静脈(卵巣静脈，精巣静脈)などの排血路を経て下大静脈へ流入する.

## ③ 治療

- 十二指腸静脈瘤に対する治療法については確立された方針はない．しかし，出血例では出血性ショックなど全身状態不良になることも多く，治療は必須であり，内視鏡的治療が第一選択となる[30].

- 待期・予防例においてはEVLやEISと同様に肝予備能などを把握する必要があり，難治性腹水などChild-Pugh class Cの症例に対しては治療適応外となる.

- 肝予備能などが問題ない場合には血行動態を把握したうえで，優先的にBRTOを行い，不可能であれば経皮経肝的塞栓術(percutaneous transhepatic obliteration：PTO)や血行郭清術や脾摘，小腸切除などの外科的治療も検討する必要がある[31,32](図13).

内視鏡所見　　　　　　　　　　　　　内視鏡所見
（BRTO/PTO施行後）

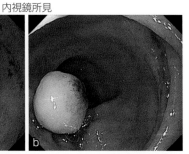

肝ダイナミックCT　　　　　腸間膜静脈造影（BRTO/PTO施行）

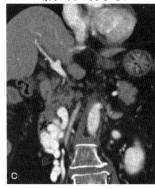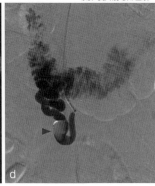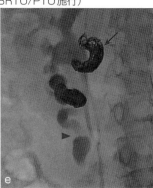

**図13　十二指腸静脈瘤治療の実際**
水平部にF3, RC1の赤色栓を伴う十二指腸静脈瘤を認め（a），一次止血としてEVLを施行した（b）．血行動態については供血路として上腸間膜静脈を認め（c, e 矢印），排血路としては性腺静脈（c, d, e 矢頭）を認めた．本症例はBRTOとPTOを併用し良好な治療効果を得た（f）．

- 十二指腸静脈瘤の血行動態は複雑なことが多く，難治性門脈圧亢進症であるため，症例ごとの門脈血行動態を踏まえた治療の選択が重要である．

# 2. 直腸静脈瘤

## ① 概要

- 直腸静脈瘤は肝硬変症例において40〜60％に合併するとされる．また，食道静脈瘤治療歴がある症例は直腸静脈瘤の発生頻度が高い[33]．

## ② 診断・検査

- 肝硬変患者における下部消化管内視鏡検査にて診断される症例以外にも，肝ダイナミック造影CTにて発見される症例や血便にて診断される場合がある．内視鏡所見としては肛門管あるいは直腸壁から始まる口側に伸びる放射状の血管や膨隆した粘膜下静脈である（**図14**）．

- 血行動態については，他の静脈瘤と同様に肝ダイナミック造影CTや血管造影が有用である．下腸間膜静脈へ流入する上直腸静脈と内腸骨静脈へ流入する中・下直腸静脈

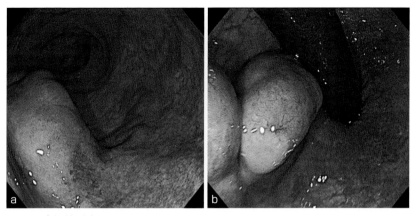

**図14　直腸静脈瘤**
a：内視鏡画像.　b：反転した画像.

との間に形成された側副血行路が発達し直腸静脈瘤が形成される．供血路は下腸間膜静脈，上直腸静脈が多く，排血路は内腸骨静脈であることが多い．

## ③ 治療

- 直腸静脈瘤出血の緊急例においては，食道静脈瘤と同様に一次止血としてEVLが有用である．上部消化管内視鏡を用いて口側から肛門側に出血点に対して結紮術を行うが，EVL後潰瘍出血の合併症が生じる危険もあるため（EVL後潰瘍に対しては有効な治療法がない），治療後は注意が必要である．
- 待期・予防例ではEISも有用である．食道胃噴門部静脈瘤と同様にX線透視下で5％EOを用いて行うが，下腸間膜静脈への注入後の門脈血栓形成に留意する必要や，直腸潰瘍形成の危険が高まるため血管外注入を最小限にとどめる必要がある．
- 内視鏡治療以外にはBRTOやPTOなども有用であり血行動態によってはこれらの治療を検討する必要がある（**図15**）.
- 直腸静脈瘤に対しては定期的内視鏡的評価と十二指腸静脈瘤と同様，門脈血行動態の把握が重要である．

---

**ポイント**

異所性静脈瘤の診断
- 上部消化管内視鏡検査において，十二指腸静脈瘤は水平部に形成されることもあり，肝硬変患者に対する静脈瘤スクリーニングの際は水平部まで十分観察する必要がある．
- 貧血症状や下血などを認めない場合でも，食道胃静脈瘤を認める症例では，下部消化管内視鏡は施行しておくべきである．

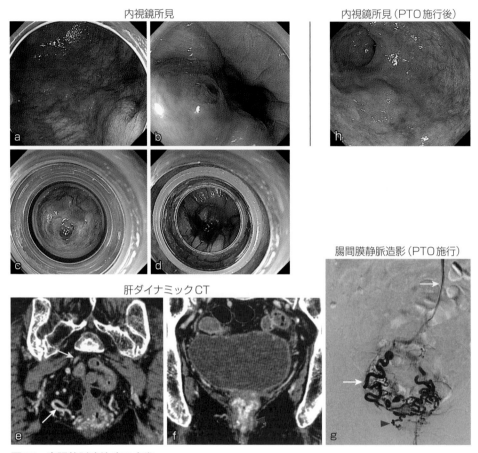

**図15　直腸静脈瘤治療の実際**
赤色栓を伴うF3，RC1の静脈瘤に対し，上部消化管内視鏡を用いてOリング装着し一次止血として
EVLを施行した（a〜d）．供血路として下腸間膜静脈（e，g 黄矢印），上直腸静脈（e，g 白矢印）を認め，
直腸静脈瘤を認めた（f，g 矢頭）．PTO施行後，良好な治療効果を得た（h）．

# 3. 吻合部静脈瘤（胆管空腸吻合部静脈瘤を中心に）

## ① 概念

● 肝外門脈閉塞症（extra-hepatic portal obstruction：EHO）により小腸などに生じる異
所性静脈瘤出血は，診断，治療が困難で致命的合併症の一つである．

● 特に術後症例では，①内視鏡的アプローチが困難なこと，②硬化剤の注入が直接門脈
血流の遮断につながる危険性が高いことなどからその診断および治療の選択に苦慮す
ることが多い[34]．ここでは胆管空腸吻合部静脈瘤を中心に述べる．

## ② 胆管空腸吻合部静脈瘤の原因

● 術後の腫瘍再発，胆囊胆管炎，膵炎，術中放射線治療，薬剤，血液疾患などがある．

### ③ 疫学

● 術後肝外門脈閉塞による胆管空腸吻合部静脈瘤に対する治療は，2022年7月に医学中央雑誌刊行会で検索し得た限りでは10数例程度である．

### ④ 診断指針

● 異所性静脈瘤は，手術操作が加えられた部位に発生することが多いと報告されており[35]，肝切除術，膵頭十二指腸切除術など胆管空腸吻合が施行される手術の術後には術後門脈閉塞を契機として，胆管空腸吻合部の周囲に静脈瘤が形成されたという報告が散見される[34]．

### ⑤ 治療適応と治療指針

● 出血例に対して適応があり，厚生労働省特定疾患研究班の門脈血行異常症の治療ガイドライン(2018)[36]によれば，異所性静脈瘤に対してわが国でもシアノアクリレート系薬剤(nb-CA)を用いたEISは出血部位を同定して行われるため，選択される適切な治療法と言える．

● しかし求肝性血流へ改変されている症例に関しては，肝内門脈へ硬化剤が流失する可能性もあり注意が必要である(図16〜18)．

## ④ ― 再発時薬物療法

## 1. 概念

● 米国および欧州のガイドラインにおいては[6,7]，再発時の静脈瘤に対する治療法は，非選択性$\beta$遮断薬＋EVLとなっている．

● 一方でわが国においては，消化管静脈瘤再発時の標準的な薬物療法は定められていない．肝硬変診療ガイドライン2020では[37]，EVLまたはEISによる内視鏡治療となっている．

## 2. 薬剤の分類・診断指針

① 門脈血流を低下させる薬剤：$\beta$遮断薬は，$\beta_1$遮断による心拍出量低下作用に加えて，$\beta_2$遮断による腸管血管平滑筋収縮作用によって門脈血液量を低下させる．出血予防や再出血予防に豊富なエビデンスを有している．
　　a) 非選択性$\beta$遮断薬：プロプラノロール[注]，ナドロール[注]
　　b) 非選択性$\beta$遮断薬＋$\alpha$遮断薬($\alpha$受容体：$\beta$受容体＝1：8)：カルベジロール[注]
　　c) $V_1$受容体作動薬(内臓動脈の収縮作用)：バソプレシン[注]
　　d) オクトレオチド[注]

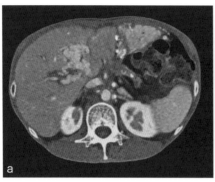
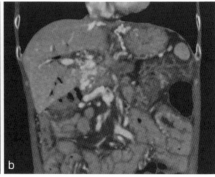

**図16 腹部造影CT門脈相**
50歳代女性，膵頭十二指腸切除術後の残膵癌の門脈本幹への腫瘍浸潤．腹部造影CTの門脈相
（a：横断像，b：冠状断像）にて，腫瘍による門脈閉塞と肝門部に著明な側副血行路を認めてい
た．

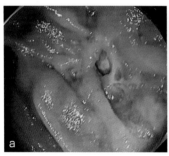
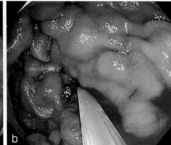
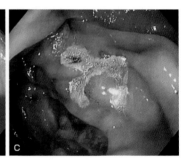

**図17 術中内視鏡所見**
大量の下血を認めたため，前医にて内視鏡検査施行し，胆管空腸吻合部からの出血を認め当科へ紹介受診した．
同内視鏡所見で，胆管空腸吻合部にRC signを認める（a）．観察中に出血し始めたため，同部に80%シアノアクリ
レートを2.5mL注入（b）．注入後（c）．

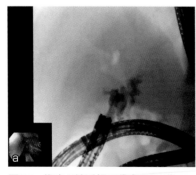
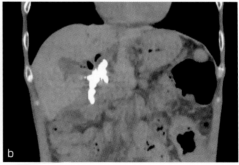

**図18 術中X線透視画像とCT画像**
治療中の透視画像にて肝門部に発達した側副血行路へ注入されているシアノアクリレートを認
める（a）．術後の単純CT画像（b）．

② **肝内血管抵抗を低下させる薬剤**：肝硬変症例におけるアンジオテンシン受容体阻害薬（angiotensin receptor blocker：ARB）使用のコンセンサス事項としては，（1）肝予備能の極端に低下した症例（Child-Pugh class C）へは使用しない，（2）平均血圧低下症例では過度に血圧低下を起こす，および（3）腎機能不良症例では，過度の血圧低下および電解質の異常が起こる可能性を示唆している．

  a）ARB：ロサルタン[注]，カンデサルタン[注]，オルメサルタン[注]

  b）亜硝酸製剤[注]（バソプレシンと併用して使用する）

  c）プラゾシン塩酸塩（$\alpha_1$受容体遮断薬）[注]

  d）スタチン類薬物[注]

③ **胃酸分泌抑制**：食道胃静脈瘤治療後の再出血予防目的に，酸分泌抑制薬の投与は治療法の一つとして考慮されるものの，長期投与の安全性は確立されておらず感染症の併発などに注意する必要がある[37]．

  a）プロトンポンプ阻害薬：ランソプラゾール[注]，ラベプラゾール[注]，オメプラゾール[注]，エソメプラゾール[注]

  b）カリウムイオン競合型アシッドブロッカー：ボノプラザン[注]

注）保険適用外．

# 3. 治療適応とその選択

● 食道胃静脈瘤の場合，F2以上またはRC sign陽性は治療適応となる．

①**プロプラノロール塩酸塩錠（10mg）**[注]：1回1錠　1日3回，収縮期血圧が90mmHg以下にならないように1日量を30mgから60mg，そして90mgへと増量していく．治療目標は安静時において心拍数ベースラインの，あるいは前値の25％以下ないしは55回/分以下が推奨されている．

②**カルベジロール（5mg）**[注]：1回1錠　1日1回，$\alpha$遮断薬としての作用も併せ持つ．治療目標はプロプラノロールと同様に設定し，1日量を5mgから2.5mgずつ増量し最大使用量は12.5mgとする．

③**胃酸分泌抑制（プロトンポンプ阻害薬・カリウムイオン競合型アシッドブロッカー）**[注]：胃酸逆流様症状を伴う場合，上部消化管内視鏡検査にて逆流性食道炎様の所見がみられたら治療適応となる．治療目標は胃酸逆流様症状の改善，上部消化管内視鏡検査にて逆流性食道炎様の所見改善．

注）保険適用外．

■ **文献**

1）D'Amico G et al：The treatment of portal hypertension：a meta-analytic review. Hepatology 22：332-354, 1995

2) Garcia-Tsao G：Current management of the complications of cirrhosis and portal hypertension：variceal hemorrhage, ascites, and spontaneous bacterial peritonitis. Gastroenterology 120：726-748, 2001

3) Sangiovanni A et al：The natural history of compensated cirrhosis due to hepatitis C virus：A 17-year cohort study of 214 patients. Hepatology 43：1303-1310, 2006

4) 日本消化器内視鏡学会（監）：消化器内視鏡ガイドライン第3版，医学書院，215-233，2006

5) 日本門脈圧亢進症学会（編）：門脈圧亢進症取扱い規約，第3版，金原出版，2013

6) Garcia-Tsao G et al：Portal hypertensive bleeding in cirrhosis：Risk stratification, diagnosis, and management：2016 practice guidance by the American Association for the study of liver diseases. Hepatology 65：310-335, 2017

7) European Association for the Study of the Liver：EASL Clinical Practice Guidelines for the management of patients with decompensated cirrhosis. J Hepatol 69：406-460, 2018

8) 日本消化器病学会，日本肝臓学会（編）：肝硬変診療ガイドライン2020改訂第3版，南江堂，51，2020

9) Villanueva C et al：Acute hemodynamic response to beta-blockers and prediction of long-term outcome in primary prophylaxis of variceal bleeding. Gastroenterology 137：119-128, 2009

10) Garcia-Tsao G et al：Management of varices and variceal hemorrhage in cirrhosis. N Engl J Med 362：823-832, 2010

11) Zhao Y et al：Observation of immediate and mid-term effects of partial spleen embolization in reducing hepatic venous pressure gradient. Medicine（Baltimore）98：e17900, 2019

12) Ishikawa T et al：Splenic non-infarction volume determines a clinically significant hepatic venous pressure gradient response to partial splenic embolization in patients with cirrhosis and hypersplenism. J Gastroenterol 56：382-394, 2021

13) 入澤篤志ほか：孤立性胃静脈瘤に対する予防的内視鏡的硬化療法の適応—出血と再発の予知—．日門食会誌 4：229-234，1998

14) 上嶋昌和ほか：孤立性胃静脈瘤に対する予防的治療の適応基準—経過観察例による検討—．日門亢会誌 17：145-147，2011

15) 小原勝敏：食道・胃静脈瘤の内視鏡治療：38年間の軌跡．日門亢会誌 27：16-24，2021

16) 日本消化器病学会，日本肝臓学会（編）：肝硬変診療ガイドライン2020改訂第3版，南江堂，64，2020

17) Luo X et al：Endoscopic cyanoacrylate injection versus balloon-occluded retrograde transvenous obliteration for prevention of gastric variceal bleeding：A randomized controlled trial. Hepatology 74：2074-2084, 2021

18) Wakatsuki et al：Analysis of prognostic factors in patients with gastric varices after endoscopic treatment. Dig Endosc 21：232-238, 2009

19) Irisawa A et al：Endoscopic ultrasound-guided coil deployment with sclerotherapy for isolated gastric varices：Case series of feasibility, safety, and long-term follow-up. Dig Endosc 32：1100-1104, 2020

20) 入澤篤志ほか：Interventional EUS最近の進歩：血管内治療の現状と今後の展望．日消誌 117：1053-1061，2020

21) 金川博史ほか：バルーン下逆行性経静脈的塞栓術（Balloon-occluded retrograde transvenous obliteration；B-RTO）による胃静脈瘤治療．肝臓 32：442，1991

22) Araki T et al：Balloon-occluded retrograde transvenous obliteration of gastric varices from unconventional systemic veins in the absence of gastrorenal shunts. Tech Vasc Interv Radiol 15：241-253, 2012

23) Kiyosue H et al：Transcatheter obliteration of gastric varices. Part 1. Anatomic classification. Radiographics 23：911-920, 2003

24) Hirota S et al：Retrograde transvenous obliteration of gastric varices. Radiology 211：349-356,

1999

25) Park JK et al : Balloon-occluded retrograde transvenous obliteration (BRTO) for treatment of gastric varices : Review and meta-analysis. Dig Dis Sci 60 : 1543-1553, 2015

26) Saad WE et al : Balloon-occluded retrograde transvenous obliteration of gastric varices. Cardiovasc Intervent Radiol 37 : 299-315, 2014

27) Gwon DI et al : Gastric varices and hepatic encephalopathy : treatment with vascular plug and gelatin sponge-assisted retrograde transvenous obliteration--a primary report. Radiology 268 : 281-287, 2013

28) Lee EW et al : Coil-assisted retrograde transvenous obliteration (CARTO) for the treatment of portal hypertensive variceal bleeding : Preliminary results. Clin Transl Gastroenterol 5 : e61, 2014

29) Watanabe N et al : Current status of ectopic varices in Japan : Results of a survey by the Japan Society for Portal Hypertension. Hepatol Res 40 : 763-776, 2010

30) 松井繁長ほか：十二指腸静脈瘤の病態と治療方針．日門亢会誌 21：19-25，2015

31) Haruta I et al : Balloon-occluded retrograde transvenous obliteration (BRTO), a promising nonsurgical therapy for ectopic varices : a case report of successful treatment of duodenal varices by BRTO. Am J Gastroenterol 91 : 2594-2597, 1996

32) Menu Y et al : Bleeding duodenal varices : diagnosis and treatment by percutaneous portography and transcatheter embolization. Gastrointest Radiol 12 : 111-113, 1987

33) 佐藤隆啓ほか：病態からみた門亢症のマネージメント 血行動態に応じた治療戦略 直腸静脈瘤．消内視鏡 25：1840-1850，2013

34) 千田剛士ほか：肝外門脈閉塞にともなう胆管空腸吻合部静脈瘤破裂に対して$\alpha$-cyanoacrylate monomer を用いた内視鏡的止血術が奏効した1例．日消誌 107：1661-1668，2010

35) Moncure AC et al : Gastrointestinal hemorrhage from adhesion-related mesenteric varices. Ann Surg 183 : 24-29, 1976

36) 滝川　一ほか：門脈血行異常症ガイドライン2018年改訂版 (2018年12月13日 Version)，厚生労働科学研究費補助金 (難治性疾患政策研究事業) 「難治性の肝・胆道疾患に関する調査研究」班：門脈血行異常症分科会，2018

37) 日本消化器病学会，日本肝臓学会 (編)：肝硬変診療ガイドライン2020改訂第3版，南江堂，61，2020

# 1. 概念

- 門脈血栓症は門脈本幹またはその分枝に血栓が生じた状態と定義される[1].
- 急性期から慢性期まで連続した病期がある. 急性期では血栓による血流障害の程度に応じて, 無症候性の状態から生命を脅かす腸管の虚血および壊死まで多岐にわたる. 慢性期では, 血栓による門脈圧亢進状態の持続により静脈瘤出血, 腹水, 脾機能亢進症が病態の中心となる[2].
- 非肝硬変性の急性門脈血栓症では強い腹痛や持続する発熱を呈することが多いが, 特異的な症状はない. 一方で, 肝硬変に伴う門脈血栓症では急速な腹水貯留や静脈瘤の悪化をきたし, 時に肝不全に至ることがあるが, 多くは無症状である.
- 門脈血栓症は局所的な危険因子と一般的な危険因子の組み合わせによって引き起こされる[2]. 局所因子は肝硬変, 門脈系への治療介入(手術, interventional radiology: IVR, 内視鏡治療), 腹部の悪性腫瘍や炎症性病変である. 一般的因子は後天性, 続発性もしくは遺伝性の凝固・線溶異常である. これらは血栓症に関わるVirchowの3徴(血流うっ滞, 血管内皮細胞障害, 過凝固状態)として理解できる.
- 門脈血栓症の発症因子として重要なものが肝硬変で, 肝硬変患者の10〜25%に本症を発症する. 肝硬変では門脈圧亢進症のため門脈血のうっ滞状態にあり, また凝固阻害因子(プロテインC, プロテインS, アンチトロンビン)の産生低下と相まって血栓を生じやすい状態にある. 一方で血小板減少や凝固因子(第II, V, VII, IX, XI因子)の産生低下により血栓が消失しやすい状態も併せ持っており, 血栓の出現および自然消退はこれらのリバランスによって生じると理解されている[3].
- 門脈血栓症の分類についてはさまざまな分類が提唱されているが, ここでは3つを紹介する[4〜6](表1).

# 2. 検査・診断

- 肝硬変に伴う門脈血栓症の多くは無症状であり, 通常は画像検査によってスクリーニングされる[1,2].

## 1 腹部超音波

- 一般的で最も重要な画像検査である[1,2]. Bモード画像では早期の血栓は比較的淡いエコー像を示し, 器質化すると石灰化を反映して高エコーに変化することが多い. ドプラ超音波を併用すれば門脈血栓による血流欠損が明らかとなり, 併せて血流方向や血流速度の情報も得られる.
- 超音波は簡便で侵襲がなく, 繰り返し施行できるのが長所で, 血栓の経過観察や治療

**表1　門脈血栓症の分類（Yerdel分類/Baveno V分類/AASLD推奨記載法）**（文献4～6より改変）

| Yerdel分類（2000）[4] | |
|---|---|
| Grade 1 | 門脈の一部に限局し，内腔の50%未満の血栓 |
| Grade 2 | 門脈本幹の内腔50%以上の血栓または完全閉塞 |
| Grade 3 | 門脈と近位上腸間膜静脈は完全閉塞だが，遠位上腸間膜静脈の血流はある |
| Grade 4 | 門脈および近位・遠位上腸間膜静脈の完全閉塞 |
| **Baveno V分類（2011）[5]** | |
| 血栓部位 | Type 1：門脈本幹のみ |
| | Type 2：左右分枝のみ（Type 2a：一枝，Type 2b：両枝） |
| | Type 3：門脈本幹と両分枝 |
| 発症形式 | R：最近，Ch：慢性 |
| 背景肝疾患 | C：肝硬変<br>N：肝硬変以外の肝疾患<br>H：肝細胞癌または他の腫瘍<br>L：肝移植後，A：背景肝疾患なし |
| 閉塞程度 | I：不完全（血流あり），T：完全閉塞（血流なし） |
| 閉塞範囲 | S：脾静脈，M：腸間膜静脈，SM：両者 |
| **AASLD推奨記載法（2020）[6]** | |
| 発症時期 | Recent：6ヵ月以内の発症，Chronic：6ヵ月を超える持続 |
| 門脈本幹の占拠 | Completely occlusive：完全閉塞<br>Partially occlusive：内腔の50%以上<br>Minimally occlusive：内腔の50%未満<br>Cavernous transformation：海綿状血管増生，門脈本幹の消失 |
| 治療反応性や経時的変化 | Progressive：血栓の増大もしくはより完全な閉塞<br>Stable：変化なし<br>Regressive：血栓や閉塞の程度の減少 |

効果判定に有用である．

## ② CT，MRI

● 単純CTでは早期の血栓はやや高いCT値を示し，造影CTでは門脈内の欠損像として描出される．

● MRIでは急性の血栓はT1，T2強調画像で高信号を呈し，陳旧性の血栓ではT1強調画像が様々な信号強度を示すのに対して，T2強調画像では高信号を示す．

● 広い範囲の血栓の同定や腫瘍栓との鑑別にはCTやMRIがより優れている．

## ③ 血液検査

### 1）Dダイマー

● Dダイマーは先行する血栓の存在を示唆する．感度は高いが特異度は低いため，Dダイマーが陰性であれば血栓を否定できる可能性が高いが（器質化した血栓を除く），陽性であるのみでは積極的に血栓を支持できない．

● 胸腹水合併例では高値を示すことがあるので注意を要する．

### 2) アンチトロンビン (AT)

● アンチトロンビン (antithrombin：AT) は主として肝で産生される凝固阻害因子で，トロンビンや活性第X因子と結合しこれらの因子を失活させる．

● 肝硬変では産生が低下しており，そのことが門脈血栓症の発症因子となっている．

### 3) その他の凝固検査

● 門脈血栓症の発症時には，特に非肝硬変症例において凝固・線溶系異常の有無を検索する必要がある．抗カルジオリピン抗体(抗リン脂質抗体)，プロテインC，プロテインS，プラスミノゲンが主なものである．

# 3. 治療

## ① 発症6ヵ月未満例：その治療法と選択

● 門脈血栓症の治療にあたっては発症時期，進展の速度，血栓の部位，症状，背景疾患を考慮して最適な治療法を選択することが求められる．発症6ヵ月未満では急性期に該当し，治療により血栓が消失する可能性がある．

### 1) 強い腹痛を認め，時に発熱を伴う場合

● このような症状を呈する門脈血栓症は，短期間に完成した門脈本幹あるいは上腸間膜静脈，脾静脈の完全閉塞を示す．経過は発症数時間から数日程度の場合が多い．背景疾患は肝硬変以外が大半を占める．腸間膜静脈灌流が阻害されるため，腸管は浮腫性の壁肥厚を呈し，腸管壊死の危険性がある．

● 造影CTにて造影不良域を認め，腸管虚血が疑われる場合には，壊死の可能性が高いため，速やかに外科的切除が必要である．必要に応じて外科的な血栓除去も行う．

● 阻血が短時間で壊死に至っていない場合には，血栓の部位や程度，背景疾患を考慮し，IVRによる血栓破砕吸引や経カテーテル的な血栓溶解薬 [組織型プラスミノゲンアクチベータ (tissue plasminogen activator：t-PA；アルテプラーゼ，モンテプラーゼ)(保険適用外)] の投与を考慮する．血行再開後は虚血再灌流障害に対して厳重な監視が必須だが，障害が生じた場合は極めて重篤で，場合により致死的である．

### 2) 比較的短期間の経過で腹水の増加や食道胃静脈瘤の増悪を認めた場合

● 肝硬変を背景に生じる門脈血栓症は血栓の出現により門脈の血管抵抗が増加するため門脈圧亢進症の悪化に起因する症状を示すことがある．血栓がさらに増悪すれば静脈瘤破裂や肝不全に至る可能性があるため，抗凝固療法を行う．

● 画像診断により，急性の(器質化していない)血栓であること，完全閉塞でないことを確認する(完全閉塞では抗凝固薬が血栓部位に到達できず効果が期待できない)．ATを測定し，活性が70%以下であれば，アンチトロンビン製剤として1日1,500国際単位を5日間投与する．効果が認められれば同様の投与を最大2回まで追加できる[7]．

**表2　肝硬変を背景とした門脈血栓症に対する薬物療法**

| 製剤 | 分類 | 一般名 | 阻害作用 | 中和薬 | 概要 |
|---|---|---|---|---|---|
| ヘパリン製剤 | 未分画ヘパリン | ヘパリンナトリウム* | 抗Xa/抗IIa＝約1 | プロタミン硫酸塩 | 未分画ヘパリンはヘパリン起因性血小板減少症(HIT)を起こしやすく，また肝硬変症例では出血傾向を助長する可能性もある．ダナパロイドナトリウムは最も血小板への影響が少なく使用しやすい．ヘパリン製剤はアンチトロンビン(AT)の存在下に活性を示すため，必要に応じてATの併用が必要である |
| | 低分子ヘパリン | ダルテパリンナトリウム* | 抗Xa/抗IIa＝2〜3.4 | プロタミン硫酸塩(不十分) | |
| | | エノキサパリンナトリウム* | 抗Xa/抗IIa＝2〜4 | | |
| | ヘパリノイド | ダナパロイドナトリウム*,a) | 抗Xa/抗IIa＝22以上 | (新鮮凍結ヒト血漿) | |
| アンチトロンビン製剤 | | アンチトロンビンb) | 抗IIa, Xa, XIa | (中和不要) | AT活性が70%以下に低下した場合，投与適用がある．肝機能低下患者にも副作用が少なく比較的安全に投与できる |
| ビタミンK拮抗薬 | クマリン系薬 | ワルファリンカリウム* | 抗II, VII, IX, X | ビタミンK | 経験的にINR 2.5を目標に2〜3の範囲にコントロールする．薬物相互作用が多いため注意を要する．多くは血栓消失後の維持療法に用いられる |
| 直接型経口抗凝固薬(DOAC) | トロンビン阻害薬 | ダビガトランエテキシラート* | 抗IIa | イダルシズマブ | 食事の影響を受けず，薬物相互作用が少なく，定期的なモニタリングは不要である．門脈血栓症の治療に関しては症例報告がほとんどで，確立されたエビデンスはまだ少ない |
| | 第Xa因子阻害薬 | リバーロキサバン* | 抗Xa | なし | |
| | | アピキサバン* | | | |
| | | エドキサバン* | | | |

＊：保険適用外.
a）：2022年12月出荷停止予定.
b）：門脈血栓症の保険適用を有しているのは献血ノンスロン®のみである.

　また，ヘパリン製剤としてダナパロイドナトリウム(保険適用外)1,250単位を1日2回投与する(注)．投与期間は14日間の報告が多い．ダナパロイドナトリウムはATを介して作用するため，活性低下例ではATの補充が必要である．

注) 2022年12月出荷停止予定.

● これ以外にも抗凝固療法として使用できる製剤を**表2**に示すので参考にされたい．ただし，門脈血栓症の保険適用を有しているのはアンチトロンビン製剤のうち献血ノンスロン®のみであることに留意すること．

● 門脈圧亢進症の増悪のため静脈瘤破裂が切迫していると判断される場合にはEISやEVL等の予防治療を先行させることが重要である．

● 血栓が消失した後には，ワルファリンや直接型経口抗凝固薬(direct oral anticoagulant：DOAC)[8]（いずれも保険適用外）による維持療法を行うが，その詳細について確立されたものはまだない．

## 3) 治療介入後に腹水，肝性脳症，黄疸等の肝不全症状を呈する場合

● 治療介入(手術，IVR，内視鏡治療)により門脈血行動態が変化したり，門脈系の血管

に損傷が生じた場合に門脈血栓症を続発することがある．

● 具体的な例としては，脾摘や部分的脾動脈塞栓術（PSE）による脾静脈の血流量低下，EISやBRTOによる門脈系への硬化剤の漏出，ラジオ波焼灼術（RFA）による門脈焼灼，血小板減少に起因する出血予防に使用されるルストロンボパグによる過凝固等である．

● 合併症をきたさないように治療にあたっては細心の注意を払うとともに，ATをあらかじめ予防投与するなどの工夫も有用である．治療については「2）」に準じる．

### 4）無症状であるが機会的に画像検査で門脈血栓症が指摘された場合

● 前述したように背景疾患が肝硬変である場合，血栓が形成されやすい病態と消退しやすい病態が併存しているため，そのリバランスによりいったん形成された門脈血栓が自然消失する例が19.4～50％にみられる（世界唯一のRCT[7]では19.4％）ことが報告されている．そのため，無症状であれば治療介入せずに経過をみるという選択肢もある．経過観察にあたっては静脈瘤の確認を行い，定期的な画像検査と血液検査で厳重な監視を行うことが必要である．

● 門脈血栓が機能障害をきたす程度は血栓の大きさに左右されるため，血栓が大きければ現在は無症状でも治療介入した方が望ましい．これについてはどれくらいの大きさであれば自然消退しやすいかという十分な根拠がないため言及しにくいが，門脈本幹内腔の50％未満の血栓（Yerdel分類（2000）[4]のGrade 1やAASLD推奨記載法（2020）[6]のMinimally occlusive）が1つの目安になるであろう．また，内腔50％未満の血栓でも上腸間膜静脈（SMV）に進展するようであれば治療が必要である．

● 無症状の症例の中にはすでに門脈本幹が完全閉塞して器質化し，それに並走する側副血行路［海綿状血管増生（cavernous transformation）］が発達した例がみられる（続発性肝外門脈閉塞症）．血栓形成に凝固・線溶異常が関わっており，現在も持続状態にあるのであれば，抗凝固療法は必須である．いずれにしても定期的な静脈瘤監視と予防治療が必要である．

---

**memo　門脈血栓症と予後**

日本門脈圧亢進症学会の全国アンケート調査結果[9]では，門脈血栓が消失すれば生命予後は改善し，増大すれば予後不良となることが示されている（**図1**）．ただし，この調査は既存データに基づく後ろ向き研究であるので，門脈血栓が予後不良の原因であるのか肝不全の結果であるのかが分離できなかった．門脈血栓症を合併していない肝硬変患者に低分子ヘパリン［エノキサパリン（保険適用外）］を予防投与し，門脈血栓の発生を抑制したとするランダム化臨床試験[10]がある．これによると門脈血栓を予防することで非代償化を遅延させ，死亡率の低下に寄与したとされており，門脈血栓症を積極的に治療することに対する示唆を与えている．

## ② 発症6ヵ月超の症例：その対応とfollow up

● 門脈血栓における治療はアンチトロンビン製剤（献血ノンスロン®）のみが保険収載されており，最大15日間の投与が認められ，再発例にも再投与が認められている[7]．

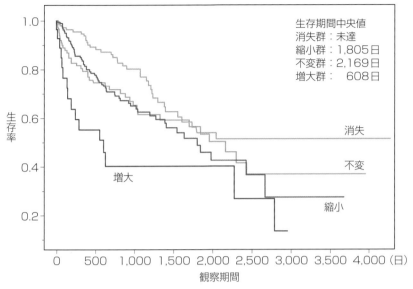

**図1　門脈血栓症の治療効果別生存曲線**
生存分析はカプラン・マイヤー法，有意差検定はログランク検定を用いた．p = 0.0004.
わが国における門脈血栓症の実態：全国アンケート調査結果より，調査期間：2004年1月
1日～2013年12月31日，症例数：539例.

● アンチトロンビン製剤治療後や長期における維持療法についてはワルファリンや
DOACなどの経口薬による血栓溶解効果が報告されているが，いまだ治療指針は確立
されていない.

● 治療期間についても同様に一定のコンセンサスはないが，欧米では門脈血栓治療開始
から門脈開通までは平均6ヵ月は必要とされ，少なくとも6ヵ月は抗凝固療法を継続
することが推奨されている[11,12].

## 1) ワルファリン（保険適用外）

● 経静脈的抗凝固薬での治療導入の後，外来での維持療法が可能である．ただし，PT-
INRを指標とし管理を行う必要がある.

● 一般的に深部静脈血栓症などの循環器科領域ではPT-INRを2～3でコントロールす
るが，肝硬変では血小板低下や食道静脈瘤などの消化管出血リスクも伴うことより，
PT-INRを1.5～2.0程度に設定することが多い.

● 長期投与においては，PT-INRのコントロールが困難な症例も多く，その原因として
半減期が40時間程度と長いこと，食事や薬剤の影響を受けやすいことなどが指摘さ
れ十分な治療効果が得られにくい傾向が報告されている[8].

● 現時点では，ワルファリンによる6ヵ月以上の長期的な血栓溶解効果については，ま
だ十分な検証が行えていないのが現状である.

### 2) 直接型経口抗凝固薬（DOAC）（保険適用外）

- DOAC（リバーロキサバン，エドキサバン，アピキサバン，ダビガトランエテキシラート）による血栓溶解効果が報告されている．
- ワルファリンと同様に維持療法のみならず，治療開始時から導入療法としてDOAC単剤投与も可能であり，併せて外来での治療継続も可能と考える．
- 近年ではDOACの中でエドキサバンを選択する症例が増えている[8]．ただし，6ヵ月以上の長期投与における効果について，多数例での検討[13]はほとんどない．
- DOACを投与する場合は上部および下部消化管内視鏡検査を施行しておくことが望ましく，また可能であれば小腸カプセル内視鏡検査も検討すべきである．
- 門脈血栓を認めることによる肝予備能の悪化も懸念され，消化管出血などのリスクが高い治療症例においてはChild-Pugh class BやCの症例も多く，リスクとベネフィットを十分に考慮し慎重な治療選択を行う必要がある．
- なお2022年7月現在，循環器科領域において，エドキサバン15mg投与も承認されている．肝硬変に伴う門脈血栓に対する血栓溶解治療において，出血傾向を考慮するとエドキサバン15mgも選択肢として考慮すべきであるが，循環器科領域などですでに投与されている例を除けば，門脈血栓症単独での保険適用はないことを留意する必要がある．

> **ポイント**
> 門脈血栓症における治療適応
> ●腹水の増悪や食道胃静脈瘤の増悪が認められた場合は門脈血栓の出現を考える必要があり，血液凝固・線溶検査や腹部エコー，肝ダイナミック造影CTを施行すべきである．
> ●門脈血栓に対する治療を検討する際，消化管出血などのリスクが高いChild-Pugh class BやCの症例も多く，リスクとベネフィットを十分に考慮し慎重な治療選択を行う必要がある．

### ■ 文献

1) European Association for the Study of the Liver：EASL Clinical Practice Guidelines：Vascular diseases of the liver. J Hepatol 64：179-202, 2016
2) DeLeve LD et al：Vascular disorders of the liver. Hepatology 49：1729-1764, 2009
3) Lisman T et al：Established and new-generation antithrombotic drugs in patients with cirrhosis - possibilities and caveats. J Hepatol 59：358-366, 2013
4) Yerdel MA et al：Portal vein thrombosis in adults undergoing liver transplantation：risk factors, screening, management, and outcome. Transplantation 69：1873-1881, 2000
5) de Franchis R ed：Portal Hypertension V：Proceedings of the Fifth Baveno International Consensus Workshop, 5th ed, Wiley-Blackwell, 156-157, 2011
6) Northup PG et al：Vascular liver disorders, portal vein thrombosis, and procedural bleeding in patients with liver disease：2020 Practice Guidance by the American Association for the Study of Liver Diseases. Hepatology 73：366-413, 2021

7）Hidaka H et al：Antithrombin III for portal vein thrombosis in patients with liver disease：A randomized, double-blind, controlled trial. Hepatol Res 48：E107-E116, 2018

8）Nagaoki Y et al：Efficacy and safety of edoxaban for treatment of portal vein thrombosis following danaparoid sodium in patients with liver cirrhosis. Hepatol Res 48：51-58, 2018

9）小嶋清一郎ほか：本邦における門脈血栓症の実態：全国アンケート調査結果より．日門亢会誌 22：176-189，2016

10）Villa E et al：Enoxaparin prevents portal vein thrombosis and liver decompensation in patients with advanced cirrhosis. Gastroenterology 143：1253-1260.e4, 2012

11）Delgado MG et al：Efficacy and safety of anticoagulation on patients with cirrhosis and portal vein thrombosis. Clin Gastroenterol Hepatol 10：776-783, 2012

12）European Association for the Study of the Liver（EASL）：EASL Clinical Practice Guidelines on the prevention, diagnosis and treatment of gallstones. J Hepatol 65：146-181, 2016

13）長沖祐子ほか：門脈血栓症に対するエドキサバン療法．肝胆膵 81：511-516，2020

**3**

**2 門脈血栓症**

# 3 肝性脳症

## 1. 概念

● 肝硬変などの重篤な肝疾患の経過中に，多彩な精神神経症状（意識，感情，認知，行動の障害など）をきたす症候群である．

● 基礎病態は，急性肝不全に代表される急性型（acute，Aタイプ），門脈大循環シャントによるバイパス型（bypass，Bタイプ），肝硬変に代表される慢性型（cirrhosis，Cタイプ）の3タイプに分類される．

● 肝硬変の臨床経過中，30〜40％の患者は肝性脳症を発症する．肝硬変による肝性脳症では，門脈大循環シャントのため腸管由来の脳症惹起因子が門脈から直接大循環に流入し，中枢に達することで肝性脳症をきたす「シャント型」と，肝細胞が減少し，脳症惹起因子の解毒・代謝機能が量的・質的に低下することで肝性脳症をきたす「肝細胞障害型（末期昏睡型）」が同時に認められることが多い．

● 腸管由来の代表的な脳症惹起因子は，腸内細菌によって産生されるアンモニアである．アンモニアは門脈を通じて肝に到達し，肝細胞の尿素回路により尿素に代謝され，腎臓から尿中に排出される．また骨格筋においても，グルタミン酸からグルタミンを生成する過程でアンモニアが処理される．

● 肝硬変に伴う肝性脳症では，分枝鎖アミノ酸（branched chain amino acids：BCAA）の低下など，血漿アミノ酸のインバランスを認める．

● 肝性脳症の危険因子として，便通異常，消化管出血，タンパク質の過剰摂取，脱水，電解質異常，感染症，薬剤（利尿薬，睡眠・鎮静薬，鎮痛薬）の過剰投与，低酸素血症，循環不全，低血糖等が挙げられる．

● 門脈圧亢進症の進行やシャントの形成は，肝性脳症のリスクを高める．特に急激な肝性脳症の発症・増悪を認めた際には，門脈大循環シャントの出現や門脈血栓症の合併を疑う．

● 特発性門脈圧亢進症や，明らかな肝疾患の存在がなくても門脈大循環シャントのみられる症例では肝性脳症をきたす．

## 2. 検査・診断・分類

### ① 分類

● 肝性脳症の重症度の分類として，犬山シンポジウム昏睡度分類，West-Haven Criteria（WHC），International Society for Hepatic Encephalopathy and Nitrogen Metabolism（ISHEN）基準が用いられる．犬山シンポジウム昏睡度分類におけるミニマル肝性脳症とCovert肝性脳症（潜在性/不顕性肝性脳症）の位置づけについては，明確にされていない（**表1，2**）.

表1　犬山シンポジウム昏睡度分類（文献1より）

| 昏睡度 | 精神症状 | 参考事項 |
|---|---|---|
| I | 睡眠・覚醒リズムの逆転<br>多幸気分，ときに抑うつ状態<br>だらしなく，気にとめない態度 | retrospectiveにしか判定できない場合が多い |
| II | 指南力（時・場所）障害，物を取り違える（confusion）<br>異常行動（例：お金をまく，化粧品をゴミ箱に捨てるなど）<br>ときに傾眠状態（普通の呼びかけで開眼し，会話ができる）<br>無礼な言動があったりするが，医師の指示に従う態度をみせる | 興奮状態がない<br>尿，便失禁がない<br>羽ばたき振戦あり |
| III | しばしば興奮状態または譫妄状態を伴い，反抗的態度をみせる<br>嗜眠状態（ほとんど眠っている）<br>外的刺激で開眼し得るが，医師の指示に従わない，または従えない（簡単な命令には応じ得る） | 羽ばたき振戦あり（患者の協力が得られる場合）<br>指南力は高度に障害 |
| IV | 昏睡（完全な意識の消失）<br>痛み刺激に反応する | 刺激に対して，払いのける動作，顔をしかめるなどがみられる |
| V | 深昏睡<br>痛み刺激にもまったく反応しない | |

● 不顕性肝性脳症とは，臨床的に明らかな意識障害を呈する顕性肝性脳症とは異なり，意識状態が一見正常と判断されても，鋭敏な定量的精神神経機能検査にて動作・認知能力の異常を認める病態である．

● 不顕性肝性脳症は顕性肝性脳症に移行し，肝硬変患者の就労能力，ADL，QOL，予後の低下や，転倒，交通事故のリスクの上昇と関連する．

● 顕性肝性脳症を呈さない肝硬変患者であっても，その30〜50％に潜在性肝性脳症を認める．

● 昏睡度の診断は難しく，レトロスペクティブにしか診断できない場合が多い．

## ② 検査・診断

● 肝性脳症は，精神神経症状，肝機能異常，高アンモニア血症，アミノ酸異常，脳波異常などから総合的に診断する．

● 肝機能の低下，タンパク質・エネルギー低栄養状態，サルコペニアは肝性脳症と関連するため，定期的に肝予備能と栄養状態を評価する．

● 肝硬変による肝性脳症発症時には，黄疸，腹水・浮腫などの肝不全徴候や，静脈瘤など門脈圧亢進症が同時に認められる場合が多い．

● 特異的な診察所見として，羽ばたき振戦（犬山シンポジウム昏睡度分類のⅡ度以上）や肝性口臭などがある．

表2 WHCおよびISHEN基準（文献2より）

| WHC | ISHEN | 説明 | 提唱される基準 | コメント |
|---|---|---|---|---|
| 異常なし | | ○神経・心理機能検査正常<br>○臨床症状なし | ○神経・心理検査実施して正常 | |
| Minimal | | ○心理もしくは神経生理学的試験で異常を示す<br>○臨床的には神経精神症状なし | ○確立した心理テストもしくは神経心理テストで異常を示す<br>○臨床症状なし | ○普遍的な診断基準なし |
| Grade I | Covert<br>（不顕性） | ○わずかな注意欠如<br>○多幸感もしくは不安<br>○注意力の持続短縮<br>○足し算あるいは引き算が不良<br>○睡眠リズムの変化 | ○時間空間認識能は保たれているが，患者本来ものと比べて臨床検査もしくは診察で認知・行動低下が存在する | ○臨床症状は通常再現性に乏しい |
| Grade II | Overt<br>（顕性） | ○無気力・無関心<br>○時間の認識障害<br>○顕著な性格変化<br>○不適切な振る舞い<br>○失調症<br>○固定姿勢保持困難（羽ばたき振戦） | ○時間の認識障害（少なくとも次の3つを間違う：日付，曜日，月，季節，年）<br>○その他のあげた症状を伴うこともある | ○臨床症状は様々だが，ある程度再現性ある |
| Grade III | | ○傾眠〜半昏睡<br>○刺激に反応あり<br>○錯乱<br>○全体的な見当識障害<br>○奇妙な行動 | ○空間の認識障害（少なくとも次の3つを間違う：国，地方，市町村，場所）<br>○その他のあげた症状を伴うこともある | ○臨床症状はある程度再現性あり |
| Grade IV | | ○昏睡 | ○痛覚刺激にも無反応 | ○昏睡状態で再現可能 |

● 血液生化学検査や画像検査にて肝疾患の存在があり，血中アンモニアの上昇，BCAAの低下と芳香族アミノ酸の増加，これらのモル比であるフィッシャー比の低下，BTR（BCAA/チロシン比）の低下，低亜鉛血症などがあれば肝性脳症を疑う．一方，高アンモニア血症を伴わない肝性脳症もみられる．

● 脳波検査では徐波化や三相波を認める．

● 不顕性肝性脳症を診断するための定量的精神神経機能検査として，数字追跡試験，積木検査，符号検査，ストループテストなどを行う．タッチパネルを用いた肝性脳症精神神経機能検査のソフトも開発されている．

● 肝性脳症の鑑別として，急性アルコール中毒，アルコール離脱症候群，ウェルニッケ脳症，睡眠薬等の薬物の蓄積や副作用などが挙げられる．画像検査（頭部CT・MRI検査，消化管内視鏡検査，腹部超音波・CT検査など）を行い，脳の器質的病変をスクリーニングするとともに，消化管出血や門脈大循環シャントの有無を確認する．

● HVPGと肝性脳症との間に関連はないとの報告がある[3]．

# 3. 薬物療法 (図1, 表3)

## ① 薬物療法開始前

● 肝硬変患者が顕性肝性脳症を発症した場合，タンパク質の過剰摂取，便秘，脱水，感染症，消化管出血などの誘因がないか確認する[4].

## ② BCAA高含有肝性脳症改善アミノ酸注射液

● 肝性脳症の誘因への対応とともに，BCAA高含有肝性脳症改善アミノ酸注射液を用いて治療を開始する[5].

● 臨床症状の改善後は速やかに肝性脳症改善アミノ酸注射液を中止し，内服治療に移行する．肝性脳症改善アミノ酸注射液の継続投与が窒素負荷となり肝性脳症が遷延する可能性がある．

## ③ 非吸収性合成二糖類

● 従来，非吸収性合成二糖類（ラクツロース，ラクチトール）が頻用されてきた．非吸収性合成二糖類は肝性脳症とともに肝関連イベントや全死亡率を改善することも報告されている[4].

● 非吸収性合成二糖類は，甘味や下痢のため服薬コンプライアンスが低下する場合もある．

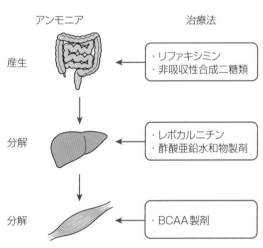

図1　アンモニア代謝と治療薬

表3　肝性脳症とその病態に関わる治療薬

| 分類 | 薬剤 | 効能または効果（保険適用） |
|---|---|---|
| 肝性脳症改善アミノ酸注射液 | 肝不全用アミノ酸製剤注射液 | 慢性肝障害時における脳症の改善 |
| 非吸収性合成二糖類 | ラクツロース ラクチトール | 高アンモニア血症に伴う下記症候の改善 脳波異常，手指振戦，精神神経障害 |
| 肝不全用経口栄養剤 | 肝不全用成分栄養剤 | 肝性脳症を伴う慢性肝不全患者の栄養状態の改善 |
| 難吸収性抗菌薬 | リファキシミン | 肝性脳症における高アンモニア血症の改善 |
| レボカルニチン製剤 | レボカルニチン | カルニチン欠乏症 |
| 酢酸亜鉛水和物製剤 | 酢酸亜鉛水和物 | 低亜鉛血症 |

## ④ 肝不全用経口栄養剤

● BCAA補充により筋肉でのアンモニア分解能が改善するため，BCAA含有肝不全用経口栄養剤は肝性脳症を改善すると考えられる．

● 複数のメタ解析にてBCAA製剤は肝性脳症を改善することが報告されており，そのエビデンスレベルは高い[4]．

● BCAA製剤には患者の栄養状態やQOLの改善効果も有する可能性がある[4]．

● 食事摂取量は，BCAA製剤に含まれるエネルギー（213 kcal）とタンパク質（13.5 g）を考慮する必要がある．

## ⑤ 難吸収性抗菌薬

● 難吸収性抗菌薬（リファキシミン）は2016年9月に日本で承認されたリファマイシン系抗菌薬である．

● リファキシミンは腸内のアンモニア産生菌を抑制して肝性脳症を改善すると考えられている[6]．

● リファキシミンは1985年にイタリアで高アンモニア血症と感染性下痢症に対して承認されて以来，世界84の国や地域で承認されている．これまでにランダム化比較試験やメタ解析にて肝性脳症改善効果が報告されており，そのエビデンスレベルは高い[4]．

● リファキシミンの国内臨床試験のデータは12週間投与である．そのため，12週を超えて投与する場合はその必要性を基に継続投与を判断する．近年，長期投与の安全性と有効性ならびに肝予備能の改善効果や予後改善効果が報告されている[7]．

● 従来，非吸収性合成二糖類が第一選択薬として使用されてきた．しかし，肝性脳症の再発予防を主目的とする場合は非吸収性合成二糖類と難吸収性抗菌薬の併用，あるいは難吸収性抗菌薬を第一選択薬としてもよい．

## ⑥ レボカルニチン製剤

● 肝硬変患者はカルニチン欠乏症をしばしば合併する．カルニチンはミトコンドリア内への長鎖脂肪酸の流入と$\beta$酸化を促進する．その結果生じたアセチルCoAはアンモニアの代謝に関わることからカルニチン補充（レボカルニチン）は高アンモニア血症の改善に有用と考えられる．

● 複数のランダム化比較試験やメタ解析にてカルニチン補充療法の肝性脳症に対する有効性が報告されている．また，カルニチン補充とサルコペニアや予後改善の関連も報告されている[8]．ただし，臨床研究を実施している施設が限られており，今後多施設共同研究での有効性確認が望まれる．

## ⑦ 酢酸亜鉛水和物製剤

● 肝硬変患者は亜鉛の吸収障害や尿中排泄の増加により亜鉛欠乏症を高頻度に合併している．

- 亜鉛欠乏は，オルニチントランスカルバミラーゼの活性を低下させ高アンモニア血症の原因となる．そのため，亜鉛補充療法（酢酸亜鉛水和物）は高アンモニア血症の改善を介して肝性脳症の改善に有用と考えられる．
- メタ解析による亜鉛補充療法の有効性は確認されていないが，日本で行われたランダム化比較試験において亜鉛補充療法は血漿アンモニア値を低下させることが報告されている[9]．
- 長期の亜鉛補充療法による銅欠乏症などの安全性や長期予後への効果はいまだ明らかでない．

# 4. バルーン閉塞下逆行性経静脈的塞栓術 (BRTO) (保険適用外)

- 肝性脳症は，アンモニアなどの神経毒性物質が全身循環に蓄積することによって生じる肝硬変患者特有の合併症であり，肝実質機能障害に起因するタイプと門脈大循環シャントに起因するタイプに分類される．門脈大循環シャントの発達が主因のいわゆる「シャント脳症」は各種薬物療法に抵抗性を示し，欧米ではSherlockらによって“portal-systemic encephalopathy”，わが国では猪瀬によって“猪瀬型肝性脳症”として報告された．
- 肝硬変の多くは門脈圧亢進症を合併し，少なくとも10～20％，報告によってはおよそ半数の症例で門脈大循環シャントが形成される．その中でも最大径8mm以上の門脈大循環シャント（主に脾腎シャント）合併症例においては肝性脳症（特に持続性・再発性脳症）の発生率が有意に高い．さらに肝機能［Model for End-Stage Liver Disease (MELD) score］とは独立して，シャント径が脳症発生の規定因子であることが証明されている[10]．

### memo 門脈大循環シャント症候群 (portosystemic shunt syndrome)

Kumamotoら[11]によって提唱された疾患概念で，門脈大循環シャントの発達によりChild-Pugh scoreの上昇および累積生存率の低下が生じる一方，BRTOによる門脈大循環シャント閉塞によって門脈大循環シャント非合併例と同等レベルまで肝予備能・生命予後が改善し得ることが証明された．またSaad[12]は臨床症候（肝機能・脳症）および画像所見（肝萎縮・門脈枝消失・門脈血栓）に基づいて本症候群を病期分類（早期・後期・末期）し報告した．シャント脳症はその一症候と捉えるべきであり，栄養あるいは薬物療法に対して抵抗性で治療に難渋することが多い．

- シャント脳症は，肝機能（特に代謝能）が維持されているにも関わらず，腸管由来のアンモニアを豊富に含有する腸間膜静脈血の多くが種々の門脈大循環シャントを介して大循環に盗血されることによって生じる特殊な病態であり，難治性脳症症例では高頻度（46～71％）に門脈大循環シャントを合併すると報告されている．
- この門脈大循環シャントの発達は，持続性・再発性脳症の原因である一方，それらの治療ターゲットにもなり得るため，門脈大循環シャント合併例においてはシャント血

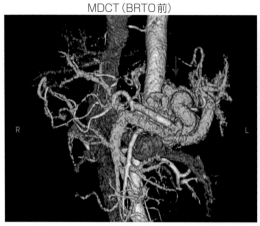
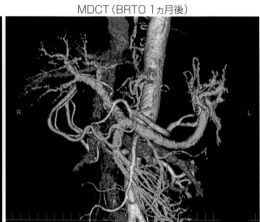

MDCT（BRTO前）　　　　　　　　　MDCT（BRTO 1ヵ月後）

**図2　脾腎シャントに起因するシャント脳症に対するBRTO**（保険適用外）
最大径25mmの脾腎シャント（矢印）はBRTOによって完全に消失し，血中アンモニア濃度は著しく低下した（術前168μg/dL→術1ヵ月後20μg/dL→術3ヵ月後10μg/dL）．またBRTO後，脳症症状の再燃は認められなかった．
MDCT：multi detector-row CT（多列検出器CT）

管自体に対する治療介入を積極的に考慮すべきである．

● 以前から脳症の責任血管に対してシャント結紮術や経皮経肝的シャント塞栓術などが施行されてきたが，その侵襲性の高さから近年では孤立性胃静脈瘤に対する治療法として開発され2018年に保険収載されたBRTOが応用されるようになってきた[注)]．

注) わが国において，シャント脳症に対するBRTOはいまだ保険収載されていない．

● BRTOの対象が胃腎シャントであれば胃静脈瘤に対する治療アプローチとほぼ同様であるが，脳症の責任血管は脾腎シャント（**図2**）のほか傍臍静脈や腸間膜静脈-下大静脈シャントなど多岐にわたり，また症例によっては複数の門脈大循環シャントが併存するため，手技に難渋するケースも少なくない．

● 脳症に対するBRTOに関して，Saadら[13)]は，全症例で脳症の消失あるいは軽減が認められ，臨床的成功率を100％と報告した．

● また最近のLalemanら[14)]による多施設共同研究では，シャント脳症に対するBRTOの効果は術後2年までは良好（脳症消失率75％）であるものの，その後効果が徐々に減弱する可能性が示唆された．

● 同様にMukundら[15)]は，脳症に対してBRTOを施行した患者の80％において術後2年の時点で臨床反応（血中アンモニア濃度の低下）が認められたと報告している．

● 近年，脳症に対する薬物（リファキシミン）療法抵抗性に関連する独立因子として「門脈大循環シャント最大径≧8mm」が報告され，難治性脳症のメルクマールとして有用である[16)]．

● また「術前MELD score」がBRTO後の脳症再発を規定し，MELD score≦11の症例では門脈大循環シャント閉塞によって薬物療法抵抗性脳症を制御できる可能性が高いと考えられている[14)]．

● さらに「フィブロスキャンによる術前肝硬度」がBRTO後の予後予測因子になり得ることが証明されており，肝硬度<21.6kPa群では肝硬度≧21.6kPa群に比して累積生存率が有意に高く，一方術後合併症発生率が著しく低いことも最近のトピックである[17]．

● これらは，脳症の病態を正確に把握しBRTOの適応を決定するうえで極めて重要な指標と言える．

## ■ 文献

1) 高橋善弥太：劇症肝炎の全国集計-初発症状からみた意識障害発現までの日数と予後および定義の検討. 第12回犬山シンポジウム. A型肝炎・劇症肝炎, 中外医学社, 116-125, 1982

2) Vilstrup H et al：Hepatic encephalopathy in chronic liver disease：2014 Practice Guideline by the American Association for the Study of Liver Diseases and the European Association for the Study of the Liver. Hepatology 60：715-735, 2014

3) Sharma P et al：Minimal hepatic encephalopathy in patients with cirrhosis by measuring liver stiffness and hepatic venous pressure gradient. Saudi J Gastroenterol 18：316-321, 2012

4) Yoshiji H et al：Evidence-based clinical practice guidelines for liver cirrhosis 2020. Hepatol Res 51：725-749, 2021

5) 日本肝臓学会（編）：慢性肝炎・肝硬変の診療ガイド2019, 文光堂, 2019

6) Kawaguchi T et al：Rifaximin-altered gut microbiota components associated with liver/neuropsychological functions in patients with hepatic encephalopathy：An exploratory data analysis of phase II/III clinical trials. Hepatol Res 49：404-418, 2019

7) Suzuki H et al：Real-world effects of long-term rifaximin treatment for Japanese patients with hepatic encephalopathy. Hepatol Res 49：1406-1413, 2019

8) Fujita M et al：Skeletal muscle volume loss among liver cirrhosis patients receiving levocarnitine predicts poor prognosis. Medicine（Baltimore）99：e21061, 2020

9) Katayama K et al：Effect of zinc on liver cirrhosis with hyperammonemia：a preliminary randomized, placebo-controlled double-blind trial. Nutrition 30：1409-1414, 2014

10) Simón-Talero M et al：Association between portosystemic shunts and increased complications and mortality in patients with cirrhosis. Gastroenterology 154：1694-1705.e4, 2018

11) Kumamoto M et al：Long-term results of balloon-occluded retrograde transvenous obliteration for gastric fundal varices：hepatic deterioration links to portosystemic shunt syndrome. J Gastroenterol Hepatol 25：1129-1135, 2010

12) Saad WE：Portosystemic shunt syndrome and endovascular management of hepatic encephalopathy. Semin Intervent Radiol 31：262-265, 2014

13) Saad WE et al：Balloon-occluded retrograde transvenous obliteration of gastric varices. Cardiovasc Intervent Radiol 37：299-315, 2014

14) Laleman W et al：Embolization of large spontaneous portosystemic shunts for refractory hepatic encephalopathy：a multicenter survey on safety and efficacy. Hepatology 57：2448-2457, 2013

15) Mukund A et al：Efficacy of balloon-occluded retrograde transvenous obliteration of large spontaneous lienorenal shunt in patients with severe recurrent hepatic encephalopathy with foam sclerotherapy：initial experience. J Vasc Interv Radiol 23：1200-1206, 2012

16) Nishida S et al：Efficacy of long-term rifaximin treatment for hepatic encephalopathy in the Japanese. World J Hepatol 11：531-541, 2019

17) Ishikawa T et al：Liver stiffness measured by transient elastography as predictor of prognoses following portosystemic shunt occlusion. J Gastroenterol Hepatol 34：215-223, 2019

# 4 難治性腹水

## 1. 概念

### ① 概念

● 肝硬変に伴う腹水は単純性腹水と複雑性腹水に大別される.

● 単純性腹水は感染や肝腎症候群を伴わない腹水を指す.

● 複雑性腹水には難治性腹水と特発性細菌性腹膜炎が含まれる.

● わが国ではフロセミドやスピロノラクトンなどの従来の利尿薬に加え肝性浮腫に対してトルバプタンの使用が承認されており, 従来の利尿薬に対して抵抗性あるいは不耐性の場合, 早期のトルバプタンの導入が推奨されている[1].

● トルバプタン抵抗性かつ腎機能障害がない場合, アルブミン製剤と利尿薬静注治療を考慮し, これに対して抵抗例・不耐例は難治性腹水に準じた治療に移行する. また, トルバプタン不耐例も同様に難治性腹水と定義される.

### ② 分類

● 難治性腹水は利尿薬抵抗性腹水と利尿薬不耐性腹水に分けられる.

#### 1) 利尿薬抵抗性腹水

● 食事の塩分を制限し, 利尿薬やアルブミン製剤を使用しても減少しない腹水と定義される.

● ナトリウム排泄性利尿薬 (スピロノラクトン, フロセミド) 抵抗性 (もしくは反応性欠如) の診断は, 治療開始後4日以上経過しても0.8kg以下の体重減少しか認めないことや, 尿中ナトリウム排泄量がナトリウム摂取量よりも少ないことなどを考慮して行う (EASLガイドライン2018より[2]).

● トルバプタン投与後1週間の時点で体重減少が1.5kg未満であり, 臨床症状 (浮腫, 呼吸困難, 腹部膨満感) の改善が認められない症例は無効例とする. なお, トルバプタン無効例に対するトルバプタンの使用の継続の是非については不明な点が多く各医師の判断となる.

#### 2) 利尿薬不耐性腹水

● 利尿薬の増量により, 腎機能低下や肝性脳症が発症する腹水と定義される.

● 難治性腹水を合併している肝硬変の約10%が肝腎症候群を発症することが知られている.

#### 3) 特発性細菌性腹膜炎

● 門脈圧亢進症を有する高度肝障害例で, 腹腔内に感染源や悪性疾患がないにもかかわ

らず，腹水に細菌が感染し，発熱や腹痛を生じる病態と定義される．
● 特発性細菌性腹膜炎の合併は肝腎症候群の合併の高危険群であることが知られている．

# 2. 検査・診断

● 身体的診断法としては，打診による濁音変換現象が有用である．まず仰臥位で臍部から側腹部へ打診し鼓音と濁音（腹水）の境界を確認する．その後，右側臥位にし，同様の境界を確認する．腹水が存在する時にはこの境界が移動する（shifting dullness）．
● 画像的診断法としては超音波，CT，MRIが優れており，100 mL以上の腹水があれば100％診断可能である．また，腹部単純X線では腹水貯留部位で透過性が低下している．
● 腹水は非炎症性の漏出性と炎症性の滲出性に分類される．
● 漏出性腹水をきたす疾患としては肝硬変を筆頭にバッド・キアリ症候群，右心不全，ネフローゼ症候群が挙げられる．
● また滲出性腹水の原因としては，癌性腹膜炎，肝細胞癌破裂，結核性腹膜炎，特発性細菌性腹膜炎等がある．
● 両者の鑑別には穿刺検査が必須となる．外観，比重，タンパク濃度，血清-腹水アルブミン濃度差（serum-ascites albumin gradient：SAAG），リバルタ反応，細胞数（赤血球，好中球，リンパ球），LDH，細菌培養検査などを調べることで鑑別可能だが（表1），中でもSAAGが最も重要である．
● SAAGが1.1 g/dL以上であれば漏出性，それ未満であれば滲出性と診断可能であり，肝静脈圧較差（HVPG）と相関し，門脈圧亢進症を反映すると報告されている[3,4]．
● 難治性腹水は，利尿薬による治療の効果に乏しく早期に再発する腹水で，これを有する肝硬変患者の生命予後は不良である[5]．
● 難治性腹水患者では，特発性細菌性腹膜炎を発症することがあり（腹水を有する肝硬変患者の8〜12％に発症するとも言われている），また特発性細菌性腹膜炎が難治性腹水を生じさせる原因にもなる．
● 特発性細菌性腹膜炎は腹腔内に明らかな感染原因がないにもかかわらず細菌感染をきたす疾患である．発生機序として腸管免疫低下，腸内細菌叢変化，腸管透過性亢進でのbacterial translocationが考えられている．
● 診断方法は，腹水穿刺にて好中球数250/μL以上であること，もしくは細菌培養で起因菌を証明することである．起因菌としては*Escherichia coli*が最も頻度が高く，*Klebsiella pneumoniae*，*Streptococcus pneumoniae*，*Enterococcus faecalis*と続く．1年死亡率が70％と高い予後不良の疾患である[6]．
● 近年，腹水中のカルプロテクチンを測定することで特発性細菌性腹膜炎の迅速診断を可能とした報告がある[7]（保険適用外）．カルプロテクチンは，好中球のサイトゾルに高濃度に存在するカルシウム結合タンパクであり，好中球の全タンパク質のうちの

表1 漏出性腹水と滲出性腹水の特徴

| | 漏出性 | 滲出性 |
|---|---|---|
| 外観 | 透明，黄色調 | 混濁，血性，膿性 |
| 比重 | <1.015 | >1.018 |
| タンパク濃度 | ≦2.5g/dL | ≧4.0g/dL |
| SAAG | ≧1.1g/dL | <1.1g/dL |
| リバルタ反応 | − | ＋ |
| 血球成分 | 少 | 多 |
| 原因 | 肝硬変<br>バッド・キアリ症候群<br>右心不全<br>ネフローゼ症候群 | 癌性腹膜炎<br>肝細胞癌破裂<br>結核性腹膜炎<br>特発性細菌性腹膜炎 |

5％を占めている．腸管内の好中球量と比例することが知られており，腸管局所の炎症を直接反映するため，2017年に潰瘍性大腸炎の病態把握を目的に便中カルプロテクチン測定が保険収載されている．

● 現時点では，腹水中カルロプロテクチン測定は保険収載されていないが，感度0.91，特異度0.87，AUROC 0.92で特発性細菌性腹膜炎の診断が可能である[8]．

# 3. 治療 (図1)

## ①大量腹水穿刺排液 (LVP)

● 大量腹水穿刺排液（large volume paracentesis：LVP）は，経皮的に腹水穿刺して腹水がほぼ消失するまで排液する手技で，欧州（EASL）および米国（AASLD）のガイドラインでは利尿薬抵抗性の難治性腹水の第一選択である．LVPにより腹部膨満感や呼吸症状は改善し，門脈圧亢進症も緩和する．

● 腹水排液量はまず1L程度から開始し，漸次増量していく方が望ましい．

● LVP後に循環不全をきたすことがあり，paracentesis-induced circulatory dysfunction（PICD）と呼ばれる．PICDの臨床症状は，腎不全・希釈性低ナトリウム血症・肝性脳症などがあり，PICD発症により生存率の低下を認める．

● 難治性腹水患者の多くは週2回以上のLVPを要することが多く，PICDを予防するためには，排液時に循環血液量の保持に努める必要がある．

● PICD予防には穿刺排液アルブミン静注法が行われる．わが国の「肝硬変診療ガイドライン2020」[9]では，EASLガイドライン[2]同様，5L以上の腹水穿刺排液では8g/Lのアルブミン投与が推奨されている．また，PICDでの利尿薬投与はさらに腎機能の悪化を引き起こすため，利尿薬の減量や中止を要する[2]．

● 厚生労働省による診療報酬の疑義解釈では，「肝硬変診療ガイドライン2020」[9]における難治性腹水に対してのヒト血清アルブミン製剤の高用量投与は医学的判断に従い投与可能とされている．

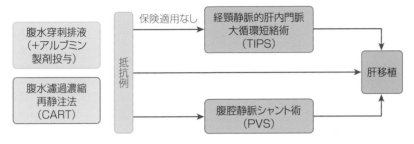

**図1　難治性腹水の治療**（文献9より作成）

## ②腹水濾過濃縮再静注法（CART）

● 腹水濾過濃縮再静注法（cell-free and concentrated ascites reinfusion therapy：CART）は，腹水穿刺で無菌的に回収した大量腹水を濾過器で細胞成分を除去した後，アルブミンやグロブリンなどのタンパクを濃縮して患者に点滴再静注する治療法である．

● CARTの効果は穿刺排液アルブミン静注法と同程度に有用とされ，腹部膨満感を緩和し血液製剤の使用を節約する利点がある一方，生存率や腹水再発率に差はない[10]．

● 合併症として濃縮腹水再静注により，高熱，血小板減少やフィブリノゲン低下がある．また，LVPと比べ，専用機器のコストが高額で手技に手間がかかることも留意する必要がある．

● CARTでは腹水エンドトキシンが濃縮されることに留意すべきであり，腹水中のエンドトキシン高値や特発性細菌性腹膜炎疑い症例，高度の肝性脳症，顕性黄疸および血性腹水を伴う症例ではCART施行は望ましくない．

## ③腹腔静脈シャント術（PVS）

● 腹腔静脈シャント術（peritoneovenous shunting：PVS）は，腹腔内と大静脈を皮下チューブで交通させ，腹腔と大静脈の圧較差を利用して，腹水を大静脈に還流させるシャント手術である．デンバー・シャント（ミハマメディカル社）は，経皮的に内頸静脈や鎖骨下静脈をアクセスした後，トンネラーで腹腔側から静脈側へカテーテルを通すPVSのキットである．

● デンバー・シャントは，腹腔内圧が中心静脈圧を$3\mathrm{cmH_2O}$上回るとチャンバーのバルブが開放し，腹水が自動的に静脈内に灌流する．カテーテル内腔がヘパリンコーティングされ，チャンバーのポンプを患者自身が押すことで強制的に灌流し閉塞を予防できる．

● 腹水の軽減，腎血流量と尿量の増加，レニン・アンジオテンシン・アルドステロン（RAA）系の抑制などの効果があり，穿刺排液アルブミン静注法と比べ，再入院までの期間延長や入院回数減少の効果があるが長期予後は改善しない．

● PVSの手術手技は比較的容易であるが，術後の凝固異常，消化管出血，心不全，感染

や閉塞などのシャントトラブルによる合併症や在院死亡が多く，適応決定と手術施行は周術期管理に精通した施設で行うことが望ましい．

● PVSは肝不全が進行し全身状態が不良となった最終的な治療手段ではなく，比較的早期の導入が効果的である．また，肝移植への橋渡しの治療として期待される．

● AASLDガイドラインでは，合併症が多い，シャント開存期間が短い，生存期間に寄与しない等の理由からPVSに否定的であり，同手術の適応を肝移植や経頸静脈的肝内門脈大循環短絡術（transjugular intrahepatic portosystemic shunt：TIPS）の適応でない難治性腹水で，継続的なLVPが困難な症例に限定している[11]．

## ④経頸静脈的肝内門脈大循環短絡術 (TIPS)（保険適用外）

● TIPSは，経内頸静脈的に肝内門脈と肝静脈の間にシャントを作成し門脈圧を低下することで難治性腹水に対し劇的な効果を有する治療手技である．

● TIPSにより門脈圧が低下することにより，肝類洞内圧が減圧されリンパ漏出が軽減されること，神経体液性因子や交感神経系の亢進状態の改善などもTIPSによる腹水減少の一因とされる．

● TIPSは，穿刺排液アルブミン静注法より腹水制御，生存率に優れているが，合併症としてステントの逸脱，血栓や狭窄によるシャント機能不全，肝性脳症がある．

● TIPSの適応に明確な基準はないが，高度肝機能障害，腎機能障害，肝性脳症，敗血症，門脈血栓症，心不全などを伴う症例は適応外とされる．

● 欧米では肝移植までの橋渡しの治療として積極的に施行されているが，わが国では保険収載はなく，先進医療からも除外され，実施が困難である[12]．

● LVP，CART，PVS，TIPSなどの治療に奏効しない場合，可能であれば肝移植を考慮する．

# 4. 経過・予後

## ① 経過

● 難吸収性抗菌薬（リファキシミン）は，難治性腹水を合併する肝硬変患者の6ヵ月生存率を改善することが報告されている[13]．その機序として腸内細菌叢の変化が影響すると考えられている．

● ヒト血清アルブミン製剤の長期投与（1回 20 g，週2回）は難治性腹水を合併する肝硬変患者の2年死亡率を改善することが報告されている（アルブミン投与群 41.6％ vs. 標準治療群 65.5％）[14]．

## ② 治療別経過と予後

### 1) 大量腹水穿刺排液 (LVP)

● 治療後1年以内に40％の患者は肝性脳症を，治療後2年以内に22％の患者は感染症

を，治療後4年以内に10％の患者は特発性細菌性腹膜炎を発症する[15].

● 治療後の1年生存率は55％である[15].

● メタアナリシスにてLVP時のヒト血清アルブミン製剤の投与は，他の血漿増量投与と比較して，循環不全や低ナトリウム血症の発症が少なく，予後改善効果が報告されている[1].

● LVPを行っている患者を対象としたランダム化比較試験にて，就寝前補食を含む栄養療法は患者予後を改善することが報告されている[1].

## 2) 腹水濾過濃縮再静注法 (CART)

● 高頻度に発熱や悪寒を認めるが，重篤な合併症の発症頻度は低い.

● 大量の腹水排液を行うことが可能であり，下大静脈や腎臓の圧迫がとれて利尿薬の効果が得られる場合がある.

● 肝腎機能や凝固系への影響が少なく，患者QOLの改善に有効である.

● ヒト血清アルブミン製剤の投与を節減し得る[16].

● 腹水再発率と長期予後は，LVP時にヒト血清アルブミン製剤を投与した場合と同程度である.

## 3) 腹腔静脈シャント術 (PVS)

● 治療後80％の患者に腹水の消失もしくは改善が認められる.

● PVSは腹水が血管内に流入するため線溶系の亢進が起こり，治療後約40％の患者は播種性血管内凝固症候群を発症する．また，心不全を発症する場合もあるため，厳重な経過観察が必要である.

● LVPと比較して，再入院までの期間延長と入院回数の減少効果が報告されている[1].

● 治療後1年以内に15％の患者が感染症を発症する．また，27％の患者はLVPによる治療が必要となる[15].

● 長期予後は，LVP時にヒト血清アルブミン製剤を投与した場合と同程度であり，治療後の1年生存率は56％である[15].

## 4) 経頸静脈的肝内門脈大循環短絡術 (TIPS)（保険適用外）

● LVPよりも高い腹水改善効果を有する．また，肝腎症候群の発症率が低下する[1].

● 治療後約1年以内に36％の患者は肝性脳症を発症する．また，27％の患者はLVPによる治療が必要となる[15].

● 治療後の1年生存率は67％と他の難治性腹水の治療と比較して高い．ただし，TIPSにて治療された者は，他の治療を受けた者と比較してより重篤な症例が除外されている可能性がある[15].

■ 文献

1) Yoshiji H et al：Evidence-based clinical practice guidelines for liver cirrhosis 2020. Hepatol Res

　　　51：725-749, 2021
2）European Association for the Study of the Liver：EASL Clinical Practice Guidelines for the management of patients with decompensated cirrhosis. J Hepatol 69：406-460, 2018
3）Runyon BA et al：The serum-ascites albumin gradient is superior to the exudate-transudate concept in the differential diagnosis of ascites. Ann Intern Med 117：215-220, 1992
4）Gupta R et al：Diagnosing ascites：value of ascitic fluid total protein, albumin, cholesterol, their ratios, serum-ascites albumin and cholesterol gradient. J Gastroenterol Hepatol 10：295-299, 1995
5）Heuman DM et al：Persistent ascites and low serum sodium identify patients with cirrhosis and low MELD scores who are at high risk for early death. Hepatology 40：802-810, 2004
6）Tító L et al：Recurrence of spontaneous bacterial peritonitis in cirrhosis：frequency and predictive factors. Hepatology 8：27-31, 1988
7）Abdel-Razik A et al：Ascitic fluid calprotectin and serum procalcitonin as accurate diagnostic markers for spontaneous bacterial peritonitis. Gut Liver 10：624-631, 2016
8）Dibas M et al：Ascitic calprotectin for the diagnosis of spontaneous bacterial peritonitis：a systematic review and meta-analysis. Eur J Gastroenterol Hepatol 32：1075-1083, 2020
9）日本消化器病学会，日本肝臓学会（編）：肝硬変診療ガイドライン2020改訂第3版，南江堂，2020
10）Graziotto A et al：Reinfusion of concentrated ascitic fluid versus total paracentesis. A randomized prospective trial. Dig Dis Sci 42：1708-1714, 1997
11）Runyon BA：Introduction to the revised American Association for the Study of Liver Diseases Practice Guideline management of adult patients with ascites due to cirrhosis 2012. Hepatology 57：1651-1653, 2013
12）平方敦史ほか：腹水管理の最近の進歩　4．難治性腹水に対する治療法の選択-腹水濾過濃縮再静注法，経静脈的肝内門脈短絡路，腹腔静脈シャントの長所，短所と適応について-．肝臓 58：91-96, 2017
13）Lv XY et al：Rifaximin improves survival in cirrhotic patients with refractory ascites：A real-world study. World J Gastroenterol 26：199-218, 2020
14）Di Pascoli M et al：Long-term administration of human albumin improves survival in patients with cirrhosis and refractory ascites. Liver Int 39：98-105, 2019
15）Will V et al：Current treatment options of refractory ascites in liver cirrhosis - A systematic review and meta-analysis. Dig Liver Dis S1590-8658（21）00894-X, 2022
16）Kozaki K et al：Cell-free and concentrated ascites reinfusion therapy for decompensated liver cirrhosis. Ther Apher Dial 20：376-382, 2016

# 門脈圧亢進症性胃症（PHG）

## 1. 概要と分類

### ① 概要

- 門脈圧亢進症例では，胃体上部，穹窿部などに発赤，浮腫，粘膜出血を呈する粘膜病変が認められ，門脈圧亢進症性胃症（portal hypertensive gastropathy：PHG）と呼ばれる．

- 組織学的には，粘膜層および粘膜下層の毛細血管，集合細静脈，細静脈の拡張および浮腫であり，炎症細胞浸潤をきたさない非炎症性疾患である．

- PHGの重症度には門脈圧亢進や肝硬変の状態が関連しているが，門脈圧以外の血管拡張因子の関与も想定されている．発生頻度は，門脈圧亢進症を伴う肝硬変患者の約27～60%と言われている[1]．

### ② 分類

- PHGの内視鏡分類はTaorらによって報告され[2]，世界的に用いられているのはMcCormackらの分類である[3]（**図1**）．Mild gastropathyとSevere gastropathyに大きく分類され，Mild gastropathyには，fine pink speckling（軽度の発赤斑），superficial reddening（ひだ状のストライプ様発赤），snakeskin（mosaic）appearance（白色網状ラインで境界化された浮腫状の発赤粘膜）が属し，Severe gastropathyにはcherry red spots（高度発赤斑），diffuse hemorrhage（びまん性出血）が属する（**表1**）．

- なお，わが国では豊永分類が有名であり[4]，臓器反射スペクトル法でPHGのうっ血程度をGrade1から3まで分類している（**表1**）．PHGのほとんどは胃底部や胃体部で観察され，毛細血管の拡張や胃小区の浮腫性変化によって様々な所見を呈する．

## 2. 循環動態

- 胃粘膜組織の循環動態として，粘膜下層内の動脈を介して胃壁内に入った血流は粘膜筋板を貫き粘膜固有層に入る．細かく分岐した後，毛細血管となり組織に酸素を供給する．その後，排血路として集合細静脈へと注がれ，粘膜下層へと戻り，静脈を介して胃から運び出される．

- PHGは胃底部や胃体部で観察され，拡張した毛細血管，集合細静脈の出血，胃小区内浮腫によって上記に挙げた様々な所見を呈する．

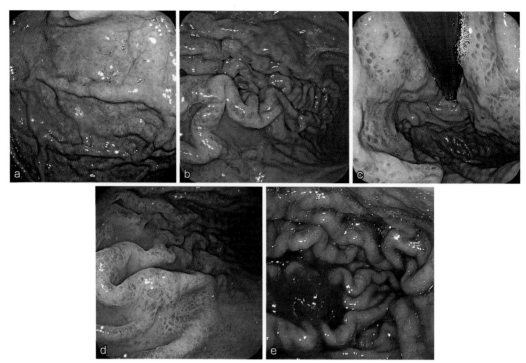

**図1　PHGの上部消化管内視鏡像**
a：fine pink speckling，　b：superficial reddening，　c：snakeskin（mosaic）appearance，　d：cherry red spots，
e：diffuse hemorrhage.

**表1　PHGの分類**（文献3，4より作成）

| McCormack分類 | | |
|---|---|---|
| Mild | fine pink speckling<br>（軽度発赤斑） | |
| | superficial reddening<br>（ひだ状のストライプ様発赤） | |
| | snakeskin（mosaic）appearance<br>（白色網状ラインで境界化された浮腫状の発赤粘膜） | |
| Severe | cherry red spots<br>（高度発赤斑） | |
| | diffuse hemorrhage<br>（びまん性出血） | |
| 豊永分類 | | |
| Grade 1 | erythematous fleck and macula<br>（点状・斑状発赤） | |
| Grade 2 | red spots, diffuse redness<br>（びまん性発赤） | |
| Grade 3 | intramucosal or luminal hemorrhage<br>（粘膜内もしくは消化管出血） | |

# 3. 発生に関わる因子

● 発生に関わる因子としては，肝障害と線維化の程度が最も重要である[1]．また，食道胃静脈瘤に対する治療もPHGを一時的に悪化させることが知られている[5,6]．

● 西崎らの報告によると，肝硬変患者71例のうちPHG陽性率はChild-Pugh class Aで85.2%，Bで84.6%，Cで93.5%と，肝予備能悪化に伴い有意に上昇していた[7]．

● Nishinoらは，アルコール性肝硬変，Child-Pugh class B以上，spleen index（千葉大学第一内科の式．脾門部から脾前縁までの径×これに直交する径）>19.5cm$^2$がPHG発生の予見因子であることを明らかにした[8]．

● エンドセリンは血管内皮細胞で産生される強力な血管収縮ペプチドで一酸化窒素との相互作用により肝血管抵抗を調節している．このエンドセリンが一酸化窒素を介してPHGの発生に関わる可能性も報告されている[9]．

● また，*Helicobacter pylori*（*H.pylori*）感染もPHGに影響を与える可能性がある．海外においては，PHGの内視鏡的重症度と*H.pylori*感染の関連性は低いなど直接的関与に否定的な論文が多い[10]．しかしわが国では，*H.pylori*感染の存在がPHGを装飾しているとの報告が散見される[11,12]．

● 林らの報告によると，*H.pylori*感染の存在により発赤調胃粘膜が観察される頻度は49%から89%に上昇し，点状・斑状発赤の頻度は36%から78%に上昇することが明らかになっている[13]．除菌によりこれらは改善するが，snakeskin（mosaic）appearanceの頻度は改善しないため，snakeskin（mosaic）appearanceこそがPHGと*H.pylori*の鑑別に重要な所見である．

● また，cherry red spotsとdiffuse hemorrhageに関しても，*H.pylori*関連胃炎にみられることはほとんどないためPHG固有の所見と言える．しかし一方で，*H.pylori*関連萎縮性胃炎が存在する部位では，snakeskin（mosaic）appearanceの発赤所見が消失し，萎縮性胃炎の存在はPHGに関する負の予見因子との報告もある[8]．

● ただ，PHGによるsnakeskin（mosaic）appearanceはnarrow band imaging（NBI）にて非常に強調されるため，PHGと*H.pylori*関連萎縮性胃炎の鑑別に非常に有効である（図2）[14]．

# 4. 治療適応

● PHGの治療適応は，急性または慢性出血に対しての対処および再出血予防を意味する．無症状例に対する予防治療については明確なエビデンスがないため，経過観察となる[7]．

● 治療法は後述するように幾つかの方法があるが，バソプレシンや輸血，内視鏡治療が基本となる．Child-Pugh class Cなどの肝予備能不良例に対しては部分的脾動脈塞栓術の効果が期待できないため，（自費診療にはなるが）β遮断薬，ソマトスタチンアナログ，TIPSを考慮する．

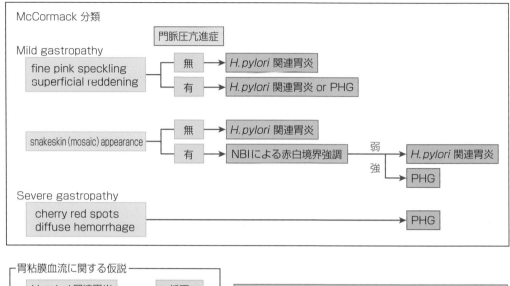

図2　PHGと*H.pylori*関連胃炎の内視鏡的鑑別法
NBI：narrow-band imaging（文献14より改変）

# 5. 治療選択（薬物，内視鏡，PSE，TIPS）

● PHGの治療については，急性出血または慢性出血例への対処に限られており，予防治療に対するエビデンスはいまだ確立していない．治療方法は薬物，内視鏡治療，PSE，TIPSが挙げられる．以下，その治療法の特徴について述べる．

## 1 薬物療法

● β遮断薬，バソプレシン，ソマトスタチンアナログが代表的薬剤であり（保険適用外），肝予備能不良例にも使用でき，エビデンスは確立していないものの予防治療としても使用することが可能である（保険適用外）．

### 1) β遮断薬（保険適用外）

● β遮断薬としてはプロプラノロールが広く用いられているが，その作用機序は心拍出量と肝動脈血流の減少，および末梢血管抵抗の上昇により肝内への門脈血流量を低下させることにある．

● プロプラノロールの投与によりPHG出血を予防することが報告されているが[15,16]，上部消化管出血に対して保険適用外であるため注意が必要である．

### 2) バソプレシン（保険適用外）

- バソプレシンは下垂体後葉から分泌される抗利尿ホルモンで，門脈圧を下げ，胃粘膜血流を低下させPHGを改善させる可能性が報告されている[17].

### 3) ソマトスタチン（保険適用外）

- ソマトスタチンは消化管臓器への選択性が高く，門脈圧を下げる効果とPHG出血に対する効果が報告されている[18].
- 特にソマトスタチンアナログであるオクトレオチドは半減期も長く，作用の持続性に優れているが，いまだ保険適用外である．また，アンジオテンシンⅡ受容体拮抗薬であるロサルタンが門脈圧を下げ，PHGの内視鏡所見を改善するという報告もある[19].

## ② 内視鏡治療

- PHG出血に対するアルゴンプラズマ凝固法（argon plasma coagulation：APC）の有用性が報告されている．Shahawyらは重症PHG 130例での検討において，β遮断薬に比べ，APCの方が鉄欠乏性貧血を有意に改善し輸血の回数を減らすことが可能であると報告した[20].また，この検討にはChild-Pugh class C症例が62例含まれており（APC群27例，β遮断薬群35例），肝予備能不良例における効果が実証されている．
- 出血点が明らかな場合にはその部位を中心に焼灼を行うが，繰り返しのセッションで拡張血管全てを焼灼することを目標とする．

## ③ 部分的脾動脈塞栓術（PSE）

- 門脈血栓を伴うPHGに対してPSEが有効であった報告や[24]，食道静脈瘤を伴うPHG出血に対してPSEが有効であった報告がある[25].Ohmagariらは，PHG 17例に対してPSEを施行し，12例に改善がみられたことを報告した[26].
- また大久保らは，PHG 29例に対してPSEを施行し16例に改善がみられ，PHG改善の予見因子がChild-Pugh scoreであることを多変量解析にて明らかにした．また，PHG改善率はChild-Pugh class Bよりclass Aの方が高かった（**表2**）．このことから，Child-Pugh class C症例に対してPSEはあまり有効ではないと推測される．

## ④ 経頸静脈的肝内門脈大循環短絡術（TIPS）（保険適用外）

- 肝臓を介して門脈と肝静脈をステントにて短絡させる血管内治療法である．PHG出血に対する有効性は証明されており，前述の外科的手術より侵襲性は低いものの，術後肝性脳症の悪化，ステント閉塞などの合併症があり，術後管理が肝要である[22].MaezawaらはChild-Pugh class C 3症例を含むPHG 16例に対してTIPSを行い，9例においてPHGが改善し，平均門脈圧も有意に低下したことを報告した[23].以上より，肝予備能不良例にも施行可能と考えられる．
- しかし，わが国ではTIPSは保険収載されておらず，自費診療になるため注意が必要である．

表2 肝予備能別のPSEの効果（順天堂大学練馬病院 大久保裕直先生より提供）

| Child-Pugh score | PHG改善（例） | PHG非改善（例） | 改善率（%） |
|---|---|---|---|
| 5 | 5 | 1 | 83 |
| 6 | 5 | 2 | 71 |
| 7 | 4 | 5 | 44 |
| 8 | 2 | 2 | 50 |
| 9 | 0 | 3 | 0 |

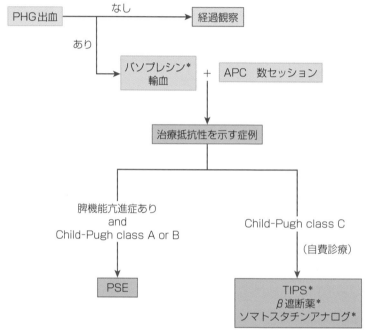

図3 PHGの治療戦略
＊：保険適用外.

## ⑤ まとめ

● PHGは予防的治療に対するエビデンスが確立していないため，出血例に対して治療適応となる．PHG出血の治療戦略を記載する（**図3**）.

● 薬物療法として，まずはバソプレシン投与を考慮し（保険適用外），場合によっては輸血を施行する．並行して，APCによる焼灼を数セッション行う．これで改善する場合は外来にてフォローし，再発するようであれば再入院し，追加APCを考慮する.

● APCに対して治療抵抗性を示す場合は，PSE，TIPS（保険適用外）が選択肢に挙がる.

● Child-Pugh class A or Bで，なおかつ脾機能亢進症を合併している場合にはPSEを考慮する．ただ，PSEを行うには脾機能亢進症をきたすほどの脾腫を合併していることが前提であり，脾機能亢進症がない場合には治療適応外となる.

**3**

**5 門脈圧亢進症性胃症（ＰＨＧ）**

## ■ 文献

1）D'Amico G et al：Natural history of congestive gastropathy in cirrhosis. The Liver Study Group of V. Cervello Hospital. Gastroenterology 99：1558-1564, 1990

2）Taor RE et al：Gastritis gastroendoscopic and microscopic. Endoscopy 7：209-215, 1975

3）McCormack TT et al：Gastric lesions in portal hypertension：inflammatory gastritis or congestive gastropathy? Gut 26：1226-1232, 1985

4）Toyonaga A et al：Endoscopic, histologic and haemodynamic studies on portal hypertensive gastric mucosa. J Gastroenterol Hepatol 4 Suppl 1：132-135, 1989

5）Iwao T et al：Portal-hypertensive gastropathy develops less in patients with cirrhosis and fundal varices. J Hepatol 26：1235-1241, 1997

6）Ohta M et al：Portal and gastric mucosal hemodynamics in cirrhotic patients with portal-hypertensive gastropathy. Hepatology 20：1432-1436, 1994

7）西崎泰弘ほか：門脈圧亢進症性胃症．日門亢会誌 16：56-68，2010

8）Nishino K et al：Portal hypertensive gastropathy in liver cirrhosis：prevalence, natural history, and risk factors. Intern Med 61：605-613, 2022

9）Migoh S et al：Role of endothelin-1 in congestive gastropathy in portal hypertensive rats. J Gastroenterol Hepatol 15：142-147, 2000

10）Balan KK et al：The effects of Helicobacter pylori colonization on gastric function and the incidence of portal hypertensive gastropathy in patients with cirrhosis of the liver. Am J Gastroenterol 91：1400-1406, 1996

11）西崎泰弘ほか：門脈圧亢進症性胃症（Portal hypertensive gastropathy：PHG）．消臨 6：541-550, 2003

12）北野善郎ほか：門脈圧亢進症性胃症における H. pylori 感染．消化器科 26：636-641，1998

13）林　星舟ほか：PHGとGAVEの内視鏡診断．日門亢会誌 13：112-116，2007

14）Furuichi Y et al：Discrimination between portal hypertensive gastropathy and Helicobacter pylori-related gastritis. Intern Med 61：601-603, 2022

15）Pérez-Ayuso RM et al：Propranolol in prevention of recurrent bleeding from severe portal hypertensive gastropathy in cirrhosis. Lancet 337：1431-1434, 1991

16）Panés J et al：Effects of propranolol on gastric mucosal perfusion in cirrhotic patients with portal hypertensive gastropathy. Hepatology 17：213-218, 1993

17）Panés J et al：Reduction of gastric hyperemia by glypressin and vasopressin administration in cirrhotic patients with portal hypertensive gastropathy. Hepatology 19：55-60, 1994

18）Li MK et al：Somatostatin reduces gastric mucosal blood flow in patients with portal hypertensive gastropathy：a randomized, double-blind crossover study. Dig Dis Sci 41：2440-2446, 1996

19）Wagatsuma Y et al：Clinical usefulness of the angiotensin II receptor antagonist losartan in patients with portal hypertensive gastropathy. Hepatogastroenterology 53：171-174, 2006

20）El Shahawy MS et al：The efficacy of argon plasma coagulation versus carvedilol for treatment of portal hypertensive gastropathy. Digestion 101：651-658, 2020

21）Orloff MJ et al：Treatment of bleeding from portal hypertensive gastropathy by portacaval shunt. Hepatology 21：1011-1017, 1995

22）Matsui O et al：A new coaxial needle system, hepatic artery targeting wire, and biplane fluoroscopy to increase safety and efficacy of TIPS. Cardiovasc Intervent Radiol 17 : 343-346, 1994

23) Mezawa S et al : Effect of transjugular intrahepatic portosystemic shunt formation on portal hypertensive gastropathy and gastric circulation. Am J Gastroenterol 96 : 1155-1159, 2001

24) Miyaaki H et al : Portal hypertensive gastropathy with portal thrombosis successfully treated with partial splenic embolization. Clin J Gastroenterol 2 : 218-221, 2009

25) Shimizu T et al : Bleeding portal-hypertensive gastropathy managed successfully by partial splenic embolization. Hepatogastroenterology 49 : 947-949, 2002

26) Ohmagari K et al : Effects of transcatheter splenic arterial embolization on portal hypertensive gastric mucosa. Am J Gastroenterol 88 : 1837-1841, 1993

# 6 血小板減少

## 1. 概念

### ① 門脈圧亢進に伴う血小板減少のメカニズム

● 肝線維化進展に伴う門脈圧亢進は，血小板減少を以下の機序で生じる[1].

#### 1) 脾腫・脾機能亢進

● 肝線維化進展は，肝臓に流入する門脈血流量を減らし，脾臓へ流入する血流を増加させることで，脾腫・脾機能亢進をきたす.

● 脾臓は血小板を含めた血球の破壊に関与するため，脾機能亢進に伴い脾臓で破壊される血小板が増加する.

● 脾臓に流入する血流増加は，脾腫をきたすことで，脾臓内で蓄えられる血小板を増加させて，末梢血中の血小板を減少させる.

#### 2) 抗血小板抗体の存在

● C型肝炎に代表される慢性肝炎は，血小板膜抗原に対する抗血小板抗体の産生に関与している.

● 抗血小板抗体は血小板と結合し，脾臓で破壊される血小板を増加させることで，末梢血中の血小板を減少させる.

#### 3) 肝線維化進展に伴うトロンボポエチン産生能の低下と骨髄機能低下

● 血小板は骨髄の巨核球により産生されるが，巨核球系細胞の分化・成熟は肝臓で産生されるトロンボポエチン (thrombopoietin：TPO) により制御される.

● 肝線維化進展に伴いTPO産生能が低下した場合，血小板の産生が抑制される.

● 肝線維化進展例では，骨髄における造血機能自体も低下している.

### ② 血小板減少の治療と問題点

● 慢性肝疾患の進展に伴う血小板減少は，点状出血，紫斑，脳出血，消化管出血などの出血症状をきたす. さらに侵襲的な処置を行った際，過剰な出血をきたすリスクとなる[2].

● 出血のリスクを軽減するため，血小板数を増加させる方法はいくつか提案されているが，改善するべき期間に応じて治療方法を選択する.

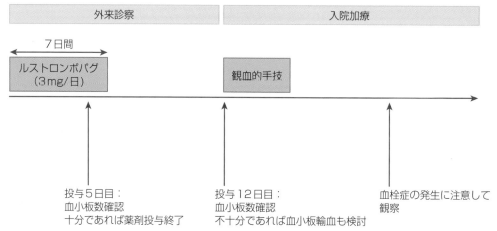

図1　外来におけるTPO受容体アゴニスト投与例

# 2. 短期的上昇

## ① 血小板輸血

● 短期的に血小板数を増加させる方法として，血小板輸血が挙げられるが，以下のような問題点がある．

① 輸血後副作用（輸血関連急性肺障害や感染症）のリスク．

② 血小板製剤自体の有効期限が短い．

③ 繰り返し輸血を実施することで血小板輸血不応症を引き起こす．

## ② TPO受容体作動薬

● TPO受容体作動薬は，侵襲的な処置を行う際，短期的な血小板減少を改善する目的に使用できる，血小板輸血に代わる薬剤である[3]．

### 1) 作用機序

● TPO受容体作動薬は，ヒトTPO受容体を選択的に作用し，ヒト骨髄前駆細胞から巨核球系へ細胞増殖ならびに分化誘導を促進することで，血小板数を増加させる．

### 2) 利点

● TPOの低下が認められる肝線維化進展例に対し，TPO受容体アゴニストにより，巨核球の成熟を促し，血小板数を有意に上昇させることができる．

### 3) 欠点

● 血小板数増加に伴い凝固能が亢進するので，血栓塞栓症発生のリスクとなる．

### 4) 投与の実際（図1）

● ルストロンボパグ（3mg/日）を7日間連続で経口投与する．

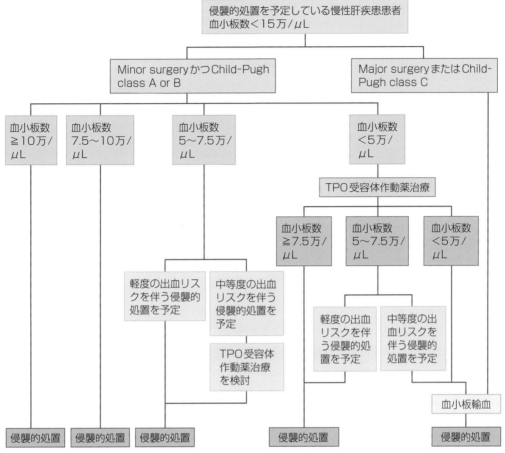

図2 血小板減少を伴う慢性肝疾患患者における治療アルゴリズム（文献4より）

- ● 過剰な血小板増加を防止するため，5日後に血小板数を確認することが望ましい．
- ● 血小板数増加のピークとされる投与開始から12日前後に，侵襲的処置を行う．
- ● 薬剤投与後も血小板増加が認められない場合は，血小板輸血を検討する．

## ③ 血小板減少を伴う慢性肝疾患患者における治療アルゴリズム

- ● 血小板減少を伴う慢性肝疾患患者に対し侵襲的な処置を行う場合，以下の治療アルゴリズムを参考にする（図2）．
  - ① Major surgeryまたはChild-Pugh class Cの場合，血小板輸血を検討する．
  - ② Minor surgeryかつChild-Pugh class AまたはBの場合，血小板値と出血リスクにより，TPO受容体作動薬投与または血小板輸血を検討する．
- ● 血小板数<5万/μLの場合：TPO受容体作動薬を投与し，投与後の血小板増加が不十分かつ出血リスクが高い場合は血小板輸血を行う．
- ● 血小板数5〜7.5万/μLの場合：出血リスクが高い場合，TPO受容体作動薬の投与を検討する．

● 血小板数≧7.5万/$\mu$Lの場合：TPO受容体作動薬および血小板輸血は検討しない.

# 3. 中・長期的上昇：脾摘/PSE

● 脾臓は血球や血小板の選別・破壊，網内系機能，抗体産生能などの重要な働きを持つ.
● 肝硬変症に代表される門脈圧亢進症症例に対する脾温存の是非は解明されていない.
● 門脈圧亢進症では脾機能亢進により血小板が減少することが多い.軽度の減少ならばよいが，出血傾向が認められる場合は治療対象となる.
● 血小板減少に対し，中・長期的上昇を目的とする治療法は以下のとおりである.

## 1) 脾臓摘出術 (脾摘)
● 近年，内視鏡外科手術の発達により腹腔鏡下脾摘が普及し，従来の開腹手術に比べ低侵襲で整容性に優れた脾摘が可能となった[5].
● 脾摘後重症感染症 (overwhelming postsplenectomy infection：OPSI) 予防のために，脾摘2週間前に肺炎球菌ワクチンの投与が必要である (保険適用を確認すること).
● 脾の一部を温存するための脾部分切除は出血等のデメリットが多く，あまり行われない.一部脾温存が必要な場合は，摘出した脾臓の一部を大網等の中に埋没させて自家移植を行うこともできる.
● 門脈系への流入血流量が減少し門脈圧が軽度低下するとともに，汎血球減少が改善し，長期的な血小板数増加が期待できる.

## 2) 部分的脾動脈塞栓術 (PSE) [6]
● PSEは脾機能の一部を温存しつつ機能の異常亢進を改善し，さらに門脈圧を下降させる治療法である.
● 脾摘とほぼ同様な治療効果が期待できるが，脾摘よりは効果の確実性は低い.しかし脾摘より低侵襲で脾摘後症候群も回避でき，全身状態に合わせて梗塞範囲を調節でき，しかも効果が不十分の場合は後日追加治療が可能である点が長所である.

## 3) 脾摘かPSEかの選択
● 血小板減少に対する中・長期的上昇を目的とした治療法として脾摘かPSEかの選択であるが，治療成績も両者遜色ないことから，患者の希望や各施設の特色から判断して治療法を選択すべきである.
● 著明な血小板の減少や脾腫による腹部膨満例なども脾摘のよい適応である.
● それぞれの適応の詳細については次項以降を参照.

# ① PSEの適応

## 1) PSEとは?

● PSEは，血管造影下に脾動脈を部分的に塞栓するIVR手技である.

● 門脈圧亢進症によって生じた脾機能亢進症に伴う白血球減少，血小板減少の持続的な改善のみならず，脾静脈血流低下による門脈圧低下作用を有する.

● PSEは脾摘に比べ血小板上昇作用は劣るものの，低侵襲に脾機能の一部を温存できる点が特徴である. また，全身状態に合わせて塞栓率を調節でき，しかも後日追加治療が可能であるという利点を有する.

## 2) 適応

● 門脈圧亢進症を有する脾機能亢進症による血小板減少に対して，半永続的な血小板上昇の必要な病態(出血傾向，観血的処置，化学療法施行時)にPSEが施行される. 一般的な適応は血小板数5万/$\mu$L以下である.

● 門脈圧低下を目的として，食道胃静脈瘤治療の付加治療やPHGの原因治療[7]として施行される.

● 腹水や肝性脳症を有する症例に，肝機能改善目的にPSEが施行される場合もある.

## 3) 手技

● 塞栓物質としては，わが国ではゼラチンスポンジ細片(1〜2mm)が主として用いられる. なお，金属コイル，アイバロン(PVA)粒子，torpedoタイプのゼラチンスポンジが用いられることもある.

● 脾動脈(本幹)からは後胃動脈，短胃動脈，左胃大網動脈以外に，膵枝(膵尾動脈，大膵動脈)も分岐する場合があり，塞栓時の血管解剖の把握は合併症回避に重要である.

● 50〜70%程度がPSEの至適塞栓率とされる[8]. 塞栓率50%未満では，血小板減少の効果が短期間になり，70%以上では合併症の発生率が増加する.

● 効果不十分な場合，(いつでも)追加治療が可能であるため，一期的な過塞栓を避けることを念頭におく. 脾内分枝ごとに造影し，その部位から塞栓物質を注入するなどの丹念さが合併症を回避し，至適な塞栓を得るのには重要である(図3).

● PSE直前の抗菌薬の予防投与とPSE後3〜7日間程度の経静脈的投与を行う.

## 4) 合併症

● 発熱，左側腹部痛，炎症反応上昇などは必発である. 腹水，左胸水も生じ得る. 稀なものとして脾膿瘍，門脈血栓，膵炎などがある. PSE前の脾静脈径が大きい例，脾塞栓率が高い例は門脈血栓のハイリスクとされる[9].

● Child-Pugh class Cなど肝予備能低下例では，重篤な合併症が生じやすいので注意が必要である.

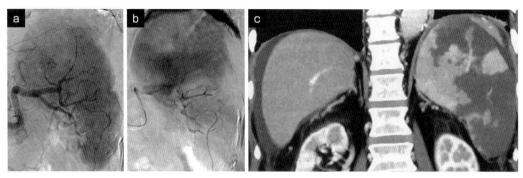

**図3　PSEの実際**
a：脾動脈造影（PSE前）, b：脾動脈造影（PSE後）, c：PSE 1週間後造影CT. 脾動脈の各々の分枝を塞栓することで, 58%の塞栓率が得られた.

### 5) 治療効果

● 血小板上昇のピークは1〜2週間後で, 2ヵ月後には安定し長期的には前値の約2倍に達する. 血小板上昇と脾容積は正の相関を呈するとされる[10].

● ALT値, コリンエステラーゼ値, アルブミン値, プロトロンビン活性はPSEにより改善し, 長期的に維持される[11,12].

● 脾臓は体内最大のリンパ臓器であり, PSEが宿主免疫にいかなる影響を与えるかは, いまだ解明されていない.

> **memo PSEによる肝機能改善機序**
>
> 肝機能改善の機序としては, PSEにより脾臓に流入する過剰な脾動脈血流が減少し肝動脈血流が増加する, 脾静脈から門脈への流入血流の減少に伴う上腸間膜静脈血流の増加などが関与する[13]. 一方で, 脾臓由来の血管収縮作用エンドセリン1などの血管作動性物質[14], 肝再生抑制や肝線維化に関与するトランスフォーミング増殖因子β（TGF-β）[15]の肝への流入が, PSEにより低減する可能性が考えられている.

## ② 脾摘の適応

● 近年では低侵襲手術である腹腔鏡下脾摘が普及し, 従来の開腹手術に比べ低侵襲で整容性に優れた脾摘が可能となった[5].

● 脾の一部温存が必要な場合は, 脾摘後に脾の一部を大網などに埋め込むと自家移植となり, 長期的にある程度の大きさに腫大する.

### 1) 禁忌

● 一般的な手術の禁忌と同様である. 血小板数が5万/μL以下の場合は, 血小板の輸血準備をしている. 侵襲面を考慮してChild-Pugh score 10点以上（Child-Pugh class C）は原則的に適応外である.

### 2) 適応

①**汎血球減少症**：術直後より急激な血小板数の上昇が認められる．汎血球減少症に対する効果は確実で，中・長期的効果も期待できる．

②**門脈圧亢進症性胃症（PHG）**：門脈圧が低下するので門脈圧の亢進に伴って出現するPHGへの治療効果は絶大である．

③**肝予備能改善**：脾摘後の肝予備能改善効果が報告されている[16]．肝移植後に脾動脈血流が増加することにより肝動脈血流が減少し，肝機能障害や胆道系のトラブルを生じることがある．脾摘による肝動脈血流改善が有効と考えられている[17]．

④**食道胃静脈瘤**：食道胃静脈瘤は門脈からの側副血行路（血液流出路）であり，脾摘に胃上部（側副血行路）血行郭清を付加すればHassab手術となり胃静脈瘤に対する効果は確実である．しかしHassab手術単独では食道静脈瘤に対する治療効果は不十分であるため，内視鏡的治療を付加して対応する場合が多い．また脾摘単独でも門脈圧は低下し補助療法となり得る．

⑤**シャント脳症**：脳症の原因である門脈大循環シャントを郭清し，上昇した門脈圧を脾摘で低下させることは，治療効果の持続性，再発防止の観点から有効な治療法である．

⑥**腹部膨満**：巨脾の場合は，腹部膨満が著明に改善する．

● 脾摘の効果は確実であり，侵襲面でも腹腔鏡下手術の進歩に伴って低侵襲治療に変わりつつある．

## ③ 脾摘/PSE後の合併症 (感染症) 対策

### 1) 概念

● 門脈圧亢進症により脾腫が出現し，汎血球減少に陥る病態が脾機能亢進症である．臨床的には特に血小板が減少した場合，易出血性となるなど，様々な症状を引き起こす．本病態に対し，脾臓摘出術（脾摘）/PSEが行われるが，合併症には，門脈血栓と感染症がある．

● ここでは，感染症について概説する．

### 2) 脾臓機能

● 脾臓は免疫臓器として捉えられているが，血液の濾過機能，貯留機能，造血機能なども併せ持つ．脾臓はリンパ組織の約25%を占め，脾摘後には抗体価が90%減少すると報告されており，感染症に対して非常に重要な役割を果たしている[18]．

### 3) 脾摘後重症感染症 (OPSI)

● 脾摘後重篤な感染症を発症する病態としてOPSIが1952年Kingら[19]によって初めて報告された．OPSIが起こると，その致死率は70%を超えると考えられ，極めて予後不良である[20]．脾摘後患者のOPSI発症率は重症感染症の発症率の50倍以上とされ，OPSIの原因菌としては，肺炎球菌が最多であり劇症型の敗血症，髄膜炎，肺炎を引き起こす[21]．よって，脾摘前には肺炎球菌ワクチンの投与が望ましい．

### 4) PSEと感染症

● 近年，より低侵襲の治療を目的にIVRが発達した.

● PSE[6]は，重要な脾機能の一部を温存し，門脈圧を低下させる方法として注目されてきている.　本法は，1973年，Maddison[22]が他の保存療法では止血困難であった食道静脈瘤破裂患者にtotal splenic embolizationとして行ったのが最初である.　当初は脾膿瘍，肺炎敗血症など重篤な合併症により適応は限られた.

● しかし1979年，Spigosら[23]により梗塞範囲を限定したPSEが報告され，抗菌薬の予防的投与と部分的塞栓での安全性を報告して以来，重篤な合併症が激減し，安全かつ確実な治療法として普及した.

● PSEは脾摘と同様に血小板数増加のほかに肝機能，脾機能亢進症，門脈圧亢進症，食道胃静脈瘤を改善する[6].　肝硬変例では肝細胞癌を合併することが多く，肝動脈化学塞栓療法（TACE）時にPSE併用症例では，肝予備能が改善することも報告され[24]，血小板増加への対策以外の副次的効果も期待される.

● PSEは脾摘に比して脾機能低下による感染症などのリスクは少ないと考えられるが，PSEにおいても脾機能低下は否定できず，脾機能低下の指標としてのハウエル・ジョリー小体の検討では，約20%近くにPSE後出現することが報告され[25]，これらの症例でも脾摘患者で保険適用とされている肺炎球菌ワクチン（PSEでは保険適用外）などの投与の検討が必要と考えられる.

■ 文献

1) Peck-Radosavljevic M：Thrombocytopenia in chronic liver disease. Liver Int 37：778-793, 2017

2) Yoshida M et al：Changes in platelet counts and thrombocytopenia risk in patients with chronic liver disease with different etiologies using real-world Japanese data. Adv Ther 39：992-1003, 2022

3) Hidaka H et al：Lusutrombopag reduces need for platelet transfusion in patients with thrombocytopenia undergoing invasive procedures. Clin Gastroenterol Hepatol 17：1192-1200, 2019

4) Yoshiji H et al：Treatment algorithm for thrombocytopenia in patients with chronic liver disease undergoing planned invasive procedures. Hepatol Res 51：1181-1195, 2021

5) Ohta M et al：Analysis of risk factors for massive intraoperative bleeding during laparoscopic splenectomy. J Hepatobiliary Pancreat Surg 12：433-437, 2005

6) Yoshida H et al：Partial splenic embolization. Hepatol Res 38：225-233, 2008

7) Buechter M et al：Partial spleen embolization reduces the risk of portal hypertension-induced upper gastrointestinal bleeding in patients not eligible for TIPS implantation. PLoS One 12：e0177401, 2017

8) 日本IVR学会（編）：門脈圧亢進症診療における部分脾動脈塞栓術（PSE）の手技に関するガイドライン2021年度版. https://www.jsir.or.jp/docs/guideline/pse2021.pdf（閲覧2022年6月）

9) Ogawa S et al：Splenic vein diameter is a risk factor for the portal venous system thrombosis after partial splenic artery embolization. Cardiovasc Intervent Radiol 44：921-930, 2021

10) Noguchi H et al：Changes in platelet kinetics after a partial splenic arterial embolization in cirrhotic patients with hypersplenism. Hepatology 22：1682-1688, 1995

11) Hayashi H et al：Large splenic volume may be a useful predictor for partial splenic embolization-

induced liver functional improvement in cirrhotic patients. J Hepatobiliary Pancreat Sci 21：51-57, 2014

12）Lee CM et al：Evaluation of the effect of partial splenic embolization on platelet values for liver cirrhosis patients with thrombocytopenia. World J Gastroenterol 13：619-622, 2007

13）Ishikawa T et al：Short-term effects of hepatic arterial buffer responses induced by partial splenic embolization on the hepatic function of patients with cirrhosis according to the Child-Pugh classification. Intern Med 60：1331-1342, 2021

14）Nagasue N et al：Production and release of endothelin-1 from the gut and spleen in portal hypertension due to cirrhosis. Hepatology 31：1107-1114, 2000

15）Akahoshi T et al：Role of the spleen in liver fibrosis in rats may be mediated by transforming growth factor beta-1. J Gastroenterol Hepatol 17：59-65, 2002

16）Tajiri T et al：Long-term hematological and biochemical effects of partial splenic embolization in hepatic cirrhosis. Hepatogastroenterology 49：1445-1448, 2002

17）Sockrider CS et al：Partial splenic embolization for hypersplenism before and after liver transplantation. Clin Transplant 16 Suppl 7：59-61, 2002

18）Hansen K et al：Asplenic-hyposplenic overwhelming sepsis：postsplenectomy sepsis revisited. Pediatr Dev Pathol 4：105-121, 2001

19）King H et al：Splenic studies. I. Susceptibility to infection after splenectomy performed in infancy. Ann Surg 136：239-242, 1952

20）Waghorn DJ：Overwhelming infection in asplenic patients：current best practice preventive measures are not being followed. J Clin Pathol 54：214-218, 2001

21）Di Sabatino A et al：Post-splenectomy and hyposplenic states. Lancet 378：86-97, 2011

22）Maddison FE：Embolic therapy of hypersplenism. Invest Radiol 8：280-300, 1973

23）Spigos DG et al：Partial splenic embolization in the treatment of hypersplenism. AJR Am J Roentgenol 132：777-782, 1979

24）Ishikawa T et al：Concurrent partial splenic embolization with transcatheter arterial chemoembolization for hepatocellular carcinoma can maintain hepatic functional reserve. Hepatol Res 44：1056-1061, 2014

25）Ishikawa T et al：Prevalence of Howell-Jolly bodies caused by partial splenic embolization for portal hypertension. Intern Med 52：1765-1768, 2013

**3**

**6**
血小板減少

## 1. 概念

### ① 概念

● 門脈圧亢進症に伴う肺高血圧症 (portopulmonary hypertension：PoPH) とは，肺血管抵抗 (pulmonary vascular resistance：PVR) が上昇して肺高血圧症を呈する疾患であり，肝疾患の重症度にかかわらず門脈圧亢進症に伴って発症する.

● 肺動静脈が拡張しPVRが低下することで低酸素血症を引き起こす肝肺症候群とは異なり，PoPHではPVRの上昇により肺動脈圧 (pulmonary artery pressure：PAP) 上昇を呈する.

● 肺高血圧症の定義は安静時に肺動脈カテーテル検査を用いて実測した平均肺動脈圧 (mean PAP) が25mmHg以上の場合とされている[1].

● 欧米で5年ごとに開催される肺高血圧症に関する大規模なシンポジウムにおいて定義などの改訂が行われるが，2022年現在では2013年に開催された第5回肺高血圧症ワールド・シンポジウム (ニース会議) にて改訂されたニース分類によって，5つの群に分類されている[1]. PoPHは第1群である肺動脈性肺高血圧症 (pulmonary artery hypertension：PAH) のうち，門脈圧亢進症に伴うものと定義される[2].

### ② 原因

● 成因として，肝代謝の低下や，門脈大循環シャントの存在により炎症性サイトカイン，セロトニン，エンドセリンなどの代謝物質が直接肺循環に流入し，肺血管の炎症を惹起し，その結果，肺血管内皮細胞の障害や肺血管の収縮が進行し肺高血圧症が生じるとされている.

● また，門脈大循環シャント形成による静脈還流の増加から循環動態が高心拍出状態になり，肺血管床を通過する血流量が増加し，肺血管のずり応力 (シェアストレス) の増大をきたす. その結果肺動脈のリモデリングを惹起する.

### ③ 疫学

● 疫学として，肝硬変患者におけるPoPH合併の頻度に言及したアジアからの報告は非常に少なく，アジアからの報告によると，中国人の肝移植症例の6.3％がPoPHと診断され，肝予備能を表すMELD scoreやChild-Pugh分類とPoPHの合併には相関がなく，女性，貧血合併例にPoPHが多いと報告されている[3].

● 欧米からの報告では，肝移植待機例の1,235例中66例 (5.3％) がPoPHと診断され，さらに肝予備能であるMELD scoreとmean PAPには相関がなかった[4].

● 同様に欧米でのPoPH合併の危険因子について解析を行った報告では，PoPHの特徴として女性，自己免疫性肝炎 (autoimmune hepatitis：AIH) の合併が危険因子となる

ことが指摘されており，やはり MELD score と PoPH の合併頻度に相関はないと報告されている[5]．

● さらに Hervé らは門脈圧亢進症に伴う PoPH と他の成因による肺高血圧との比較で，PoPH は女性とレイノー現象を有する症例に有意に多いと報告している[6]．

● わが国からは，186例の門脈圧亢進症患者における PoPH の合併頻度は1.1%と報告され，PoPH の合併の特徴として，肝予備能や肝線維化の進展には関連がなく，背景肝として AIH あるいは原発性胆汁性胆管炎（primary biliary cholangitis：PBC）の合併患者に頻度が高いことが知られている[7]．一方で，HCV 感染者の PoPH 症例の頻度が高いという報告もあり，国や地域によってその頻度は異なる可能性もある[8]．

● このように，PoPH の存在，あるいは mean PAP 値は肝予備能や門脈圧の程度との関連がないことが重要な点である．

## ④ 予後

● 予後として，Mayo Clinic の報告では無治療の場合の PoPH 患者の5年生存率は14%であり，54%の症例が診断から1年以内に死亡したとされている[9]．一方で，フランスの後ろ向き試験の報告では治療介入により PoPH の5年生存率は68%であった[10]．

● REVEAL Registry による報告では，174例の PoPH 群と1,478例の特発性/遺伝性肺動脈性肺高血圧症（IPAH/HPAH）群の予後を比較している．2年，5年生存率は有意に PoPH 群で不良（2年 67% vs. 85%，5年 40% vs. 64%）であり，理由として PoPH 群の方が良好な状態にもかかわらず，診断・治療介入の遅れが予後の低下をきたしていると考察されている[11]．

# 2. 検査・診断

● PAH の臨床症状として，疲労・倦怠感，労作時息切れ・呼吸困難などがあり，病状が進行すると，起座呼吸，胸痛，失神を呈することがある[2]．このような自覚症状を認める場合には，鑑別診断として PoPH を挙げる．

● PAH においては，心電図では $V_1$ の R 波増高，$V_{5-6}$ の S 波深化，右軸偏位の3所見，胸部 X 線では肺動脈の拡大，右心房の拡大（右第2弓の拡大），右心室の拡大（左第4弓の拡大）が特徴的である[2]．このような所見を認める場合には，鑑別診断として PoPH を挙げる．

● BNP/NT-proBNP の上昇，胸部 CT 検査における肺動脈径の拡大，肺動脈径/上行大動脈径比の上昇を認める場合[12]（図1）は，鑑別診断として PoPH を挙げる．

● 上記所見を認めた場合には，非侵襲的な心エコー図検査を施行する．右心房-右心室の圧較差である tricuspid regurgitation pressure gradient（TRPG）が上昇していれば，PoPH の可能性がある（図2）．

● PAH の疑いがある場合，循環器内科にコンサルテーションを行い肺動脈カテーテル検査によって PoPH の確定診断を行う．コンサルテーションのタイミングは，施設内

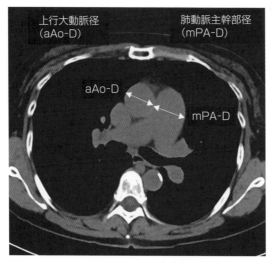

**図1　CTによる上行大動脈径，肺動脈主幹部径の測定例**（文献12より）

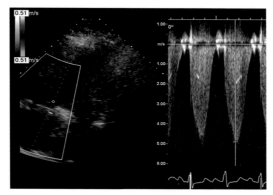

**図2　心エコーによるTRPGの測定例**

で取り決めをしておくことが望ましい.

● 肺動脈カテーテル検査はexpert centerで施行されたとしても，低率とはいえ合併症（1.1％）や死亡のリスク（0.055％）が報告されているため[13]，スクリーニング検査ではなく，確定診断のための検査と位置付けられる．①mean PAP≧25mmHg，②肺動脈楔入圧（PAWP）≦15mmHg以下，③肺血管抵抗（PVR）＞3.0 Wood単位を満たす症例がPoPHと定義される[1].

# 3. 治療

## ① 薬物療法

● PoPHにおいては，肝疾患の重症度を考慮に入れたうえで，PAHの一般的な治療が適

用される．一般的な治療として，門脈圧の低下が期待される$\beta$遮断薬はPoPHでは血行動態や運動耐容能の悪化を示すため推奨されていない[2,14]．
● 肺動脈の血管拡張薬として，エンドセリン経路，一酸化窒素経路，プロスタサイクリン経路をターゲットとした薬剤が報告されている．特にエンドセリン経路に関して，PoPHでは血中エンドセリン1濃度の増加が認められるという報告もあり[15]，エンドセリン受容体拮抗薬の効果が期待される．

## ② 肝移植（保険適用外）

● 根治的な治療として肝移植が試みられており，肝移植を施行し得た症例の5年生存率は67％と報告されている[16]．しかし肝移植は，肺高血圧症の治療目的では推奨されず，肝疾患の重症度によって適応が検討される．
● 一方で中等症以上，あるいは中等症・重症のPoPHは周術期の成績が悪いため肝移植の適応外とされている．Mayo Clinicの報告ではmean PAPが35mmHg以下であれば肝移植の予後は比較的良好であると報告されている[17]．

## ③ BRTO，TIPS（いずれも保険適用外）

● 門脈大循環シャントの存在がPoPHの発症機序の一つとして理解されている．治療介入としてのシャントの閉塞あるいは開存がPoPHの病態にどのような影響を与えるかの十分な検証はされていない．
● 理論的には門脈大循環シャントの閉塞が病態の改善に有効である可能性があるためBRTOの効果が期待され，一部の症例ではBNP値やTRPG値の改善の報告がある．
● 一方でTIPSに関しては合併症の一つとして心不全が指摘されており，術前の肺高血圧症を含めた心機能の評価が必須である．TIPSを施行後にmean PAPの上昇をきたしたという報告[18]もあるが，PoPHの病態に与える影響のエビデンスは十分ではない．

# 4. 経過・予後

● 肺高血圧に対する治療を行わなかった場合のPoPHの5年生存率は14％と極めて予後不良である[2]．
● 近年報告された欧州の大規模registry研究におけるPoPHの1/3/5年生存率は84％/69％/51％であった[19]．日本人PoPH患者13名を対象とした観察研究でも同等の生存率であった[8]（**図3**）．
● PoPHに対する薬物療法とともに肝移植を行った場合の5年生存率は，67％である[2]．
● 欧州の大規模registry研究において，PoPH患者の予後不良因子は年齢（HR 1.022，P=0.0158），女性（HR 0.616，P=0.0061），6分間歩行距離（HR 0.998，P=0.0007），Child-Pugh class B/C（HR 1.924，P<0.0001），肺高血圧症特異的薬物療法なしで（HR 1.65，P=0.0674）あることが報告されている[19]．
● 従来，PoPH患者の主な死因は右心不全であったが[20]，早期発見や薬物療法の進歩な

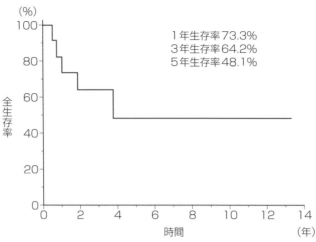

図3　PoPH患者の予後（文献8より改変）

表1　PoPH患者の死因（文献8より改変）

| 死因 | n |
|------|------|
| 肝不全 | 50.0%（4/8） |
| 肝細胞癌 | 25.0%（2/8） |
| 突然死 | 12.5%（1/8） |
| その他 | 12.5%（1/8） |

どにより，現在の主な死因は肝関連イベントであることが近年報告されている[8,21]（**表1**）.

● 肝移植はPoPH患者の予後を改善する．ただし，中等度以上（mean PAP≧35mmHg）の肺高血圧を有する場合は肝移植の相対的禁忌となる．

### ■ 文献

1) Simonneau G et al：Updated clinical classification of pulmonary hypertension. J Am Coll Cardiol 62 25 Suppl：D34-41，2013

2) 日本循環器学会：肺高血圧症治療ガイドライン（2017年改訂版）. https://plaza.umin.ac.jp/~jscvs/wordpress/wp-content/uploads/2020/06/JCS2017_fukuda_h.pdf（閲覧2022年8月）

3) Li J et al：Prevalence and prognosis of portopulmonary hypertension in 223 liver transplant recipients. Can Respir J 2018：9629570，2018

4) Simonneau G et al：Haemodynamic definitions and updated clinical classification of pulmonary hypertension. Eur Respir J 53：1801913，2019

5) Johnson PJ et al：Assessment of liver function in patients with hepatocellular carcinoma：a new evidence-based approach-the ALBI grade. J Clin Oncol 33：550-558，2015

6) Hervé P et al：Pulmonary vascular disorders in portal hypertension. Eur Respir J 11：1153-1166，1998

7) Atsukawa M et al：Prevalence and characteristics of portopulmonary hypertension in cirrhotic

patients who underwent both hepatic vein and pulmonary artery catheterization. Hepatol Res 50 : 1244-1254, 2020

8) Kawaguchi T et al : Association between the albumin-bilirubin (ALBI) score and severity of portopulmonary hypertension (PoPH) : A data-mining analysis. Hepatol Res 51 : 1207-1218, 2021

9) Swanson KL et al : Survival in portopulmonary hypertension : Mayo Clinic experience categorized by treatment subgroups. Am J Transplant 8 : 2445-2453, 2008

10) Le Pavec J et al : Portopulmonary hypertension : survival and prognostic factors. Am J Respir Crit Care Med 178 : 637-643, 2008

11) Krowka MJ et al : Portopulmonary hypertension : a report from the US-based REVEAL Registry. Chest 141 : 906-915, 2012

12) Ishikawa T et al : Screening for portopulmonary hypertension using computed tomography-based measurements of the main pulmonary artery and ascending aorta diameters in patients with portal hypertension. Hepatol Res 52 : 255-268, 2022

13) Kawut SM et al : Clinical risk factors for portopulmonary hypertension. Hepatology 48 : 196-203, 2008

14) Provencher S et al : Deleterious effects of beta-blockers on exercise capacity and hemodynamics in patients with portopulmonary hypertension. Gastroenterology 130 : 120-126, 2006

15) Benjaminov FS et al : Portopulmonary hypertension in decompensated cirrhosis with refractory ascites. Gut 52 : 1355-1362, 2003

16) Austin MJ et al : Safety and efficacy of combined use of sildenafil, bosentan, and iloprost before and after liver transplantation in severe portopulmonary hypertension. Liver Transpl : 287-291, 2008

17) Krowka MJ et al : Pulmonary hemodynamics and perioperative cardiopulmonary-related mortality in patients with portopulmonary hypertension undergoing liver transplantation. Liver Transpl 6 : 443-450, 2000

18) Huonker M et al : Cardiac function and haemodynamics in alcoholic cirrhosis and effects of the transjugular intrahepatic portosystemic stent shunt. Gut 44 : 743-748, 1999

19) Savale L et al : Portopulmonary hypertension in the current era of pulmonary hypertension management. J Hepatol 73 : 130-139, 2020

20) Sakuma M et al : Portopulmonary hypertension : hemodynamics, pulmonary angiography, and configuration of the heart. Circ J 69 : 1386-1393, 2005

21) Sahay S et al : Causes and circumstances of death in portopulmonary hypertension. Transplant Direct 7 : e710, 2021

● 肝硬変症例における原因疾患は多様である．それぞれの原因疾患に対する適切な治療により，肝硬変による門脈圧亢進症に伴う合併症予防，改善効果が期待できる．

● 一方で，適切な治療介入を行っても合併症改善効果が得られにくい症例もあり，慎重な経過観察が必要である．

## 1．B型肝硬変

● B型肝硬変では，核酸アナログ製剤により肝線維化が改善し，肝予備能の増悪や非代償性肝硬変への移行を阻止し，肝発癌も予防する[1]．また非代償性肝硬変においても同様に肝予備能や生命予後の改善を認める[2]．

● しかし，核酸アナログ製剤によってウイルス制御された肝硬変症例でも，食道胃静脈瘤の増悪やシャント脳症の出現を認め，門脈圧亢進症に伴う合併症が増悪する場合がある．

● ウイルス制御下でも門脈側副血行路（左胃静脈，後胃静脈，短胃静脈，脾腎シャント，傍食道静脈，傍臍静脈）のシャント径の縮小は乏しい[3]（図1）．

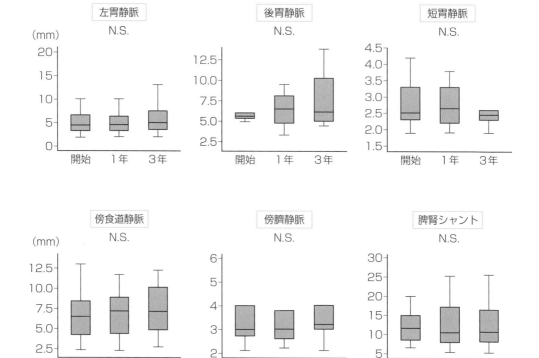

図1 核酸アナログ製剤開始後の門脈側副血行路の変化（文献3より）

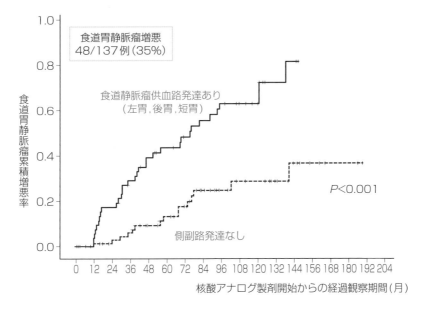

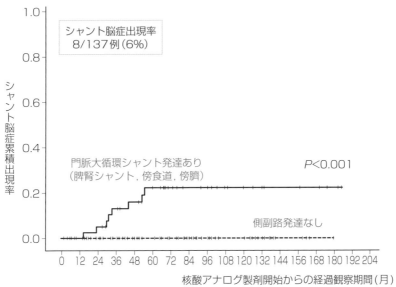

**図2　核酸アナログ製剤開始後の門脈圧亢進症イベント**
n＝137，観察期間中央値：70ヵ月．（文献3より）

● 門脈側副血行路が発達している場合には食道胃静脈瘤増悪率は核酸アナログ製剤開始
後5年で23％，10年で63％，シャント脳症出現率は核酸アナログ製剤開始後3年で
11％，5年で22％であった[3]（**図2**）．

● 非代償性肝硬変における門脈圧亢進症の変化については，BRTOや経皮経肝的塞栓術
（PTO）を施行し門脈大循環シャントを閉塞後，核酸アナログ製剤を開始した場合の
門脈圧亢進症に伴う合併症の変化が報告され，ウイルス制御下3年後の増悪率は60％
であった[4]．

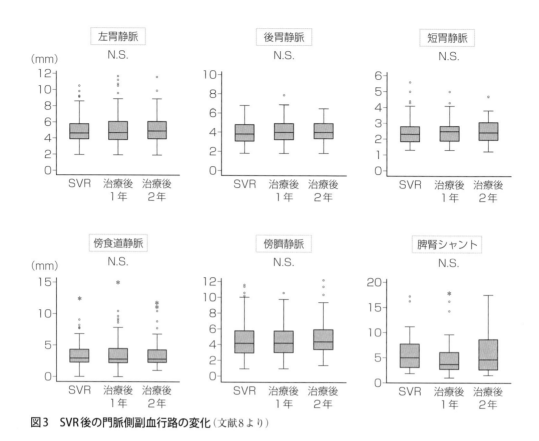

図3　SVR後の門脈側副血行路の変化（文献8より）

# 2. C型肝硬変

● C型代償性肝硬変では，直接作用型抗ウイルス薬（direct-acting antiviral：DAA）による抗ウイルス療法によりsustained virological response（SVR）が95%と高率に獲得され，肝予備能および肝線維化の改善が得られ，さらに肝発癌リスクも抑制する[5~7].

● SVR獲得による肝線維化改善に伴い，門脈圧は低下し門脈圧亢進症の進展予防も期待できるが，B型肝硬変と同様に門脈圧亢進症に伴う合併症の増悪に注意する必要がある.

● SVR後も門脈側副血行路（左胃静脈，後胃静脈，短胃静脈，脾腎シャント，傍食道静脈，傍臍静脈）のシャント径の縮小は乏しい[8]（図3）.

● 門脈側副血行路が発達している場合には食道胃静脈瘤増悪率はSVR後1年で22%，3年で50%，シャント脳症出現率はSVR後1年で11%，3年で20%であった[8]（図4）.

● また発達した門脈側副血行路を有する場合，SVR後も肝発癌率が高いことが報告され，肝発癌率はSVR後1年で10.1%，2年で16.6%，3年で23.0%であった[9].

● 現在わが国における非代償性肝硬変におけるSVR率は第Ⅲ相試験で92%[10]，リアルワールドデータでは90%であり[11]，Child-Pugh class Aは96.9%，Child-Pugh class Bは93.1%であったが，Child-Pugh class Cは83.3%とSVR率は低かった[11].

● SVR獲得により，36%の症例でChild-Pugh classの改善が認められた[10,11].

● 一方で，生命予後の改善や肝発癌の抑制，門脈圧亢進症に伴う合併症についてなど，

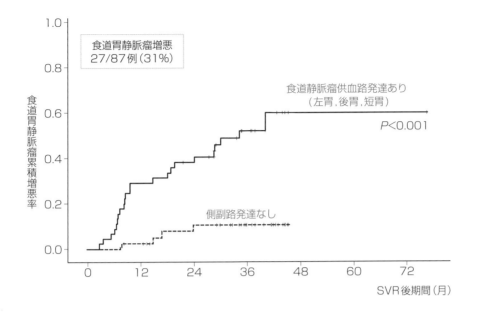

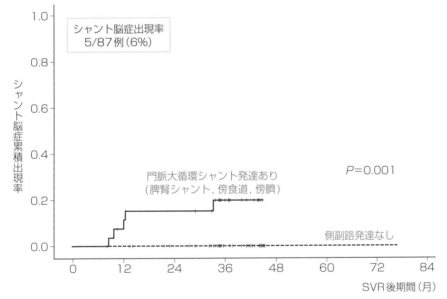

**図4　SVR後の門脈圧亢進症イベント**
n＝87. 観察期間中央値：35ヵ月.（文献8より）

どの程度抑制されるかについては，明らかになっていない．非代償性肝硬変における
DAA治療後には，肝性脳症や食道静脈瘤破裂，特発性細菌性腹膜炎，敗血症などを
併発し入院を必要とした症例が8.8％認められており，イベント発症率は1年で9.1％，
2年で13.0％で，Child-Pugh class Cではイベント発生率が高かった[10]．

● 非代償性肝硬変におけるSVR率は向上しているが，代償性肝硬変と比較して門脈圧
亢進症などの合併症を有している割合が高い．よって，非代償性肝硬変における
DAA治療適応，治療中・治療後のマネージメントやサーベイランスは注意深く行う
ことが重要である．

> **ポイント**
>
> ウイルス制御下でのフォローアップ
> ●肝炎ウイルス治療は飛躍的に向上しているが，ウイルス制御下やSVR獲得後であっても門脈圧亢進症に伴う合併症は一定の割合で増悪する可能性があり，上部消化管内視鏡検査や造影CT検査など，治療後のサーベイランスは継続することが望ましい．
> ●門脈側副血行路の発達以外にもウイルス制御下での肝硬度や血小板数の推移も重要であり，継続的なフォローアップが重要である．

### memo 肝炎治療の指針

肝炎治療においては日本肝臓学会の作成した「B型肝炎治療ガイドライン」，「C型肝炎治療ガイドライン」に準じて行うことを推奨する．

### memo 門脈圧の変化

海外ではHVPGを用いた報告が散見される．米国の報告では，HVPGが10mmHg以上の肝硬変例を対象にDAA治療終了後の門脈圧亢進症の変化を検討している．治療終了24週時，門脈圧亢進が消失した症例は約23％で，肝硬度が13.6kPa未満となった症例であったと報告している．また同じ症例でSVR 1年後の肝硬度は有意に低下し，HVPGにおいても治療開始時10mmHg以上であった症例のうち，47％が10mmHg未満に改善したと報告したが，肝硬度の低下とHVPGの低下については相関を認めなかったと報告している[12]．

### memo 側副血行路の評価について

HVPGは門脈圧亢進症をより正確に診断できる検査であるが，侵襲的な検査であり，わが国では汎用性が低い．よって，近年はHVPG以外の非侵襲的な検査を優先する傾向にある．側副血行路の評価の例として，図5，6[13]に示すような肝ダイナミック造影CTにて左胃静脈，後胃静脈，短胃静脈，傍食道静脈，傍臍静脈および脾腎シャントの最大径を計測し，中央値よりも拡張している場合を側副血行路の発達と定義し，評価を行った[3, 8]．

## 3. アルコール性肝硬変

● 日本肝臓学会で集計した「肝硬変成因別実態」において，肝硬変の原因はアルコールによる割合が全体の19.4％を占めており，C型肝炎ウイルス（HCV）に次いで2番目に多く，年々アルコール性肝障害は増加傾向にある[14]．

● アセトアルデヒドが直接肝星細胞を活性化させ，肝線維化進展に寄与する．またエタノールやアセトアルデヒドの刺激により，小腸の腸管バリア機能が低下することによってエンドトキシンであるリポ多糖などが門脈へ流入し，炎症や肝線維化を引き起こす[15]．

● アルコール性肝硬変に伴う門脈圧亢進症に対しては，やはり断酒が重要である．断酒を行うことによって肝線維化が改善し，門脈圧の低下，食道静脈瘤治療後出血が有意

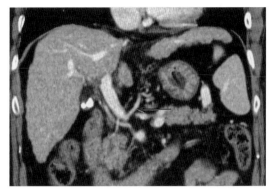

**図5 食道静脈瘤供血路である発達した左胃静脈（矢印）**

肝ダイナミック造影CTで，門脈相における冠状断で評価を行う．左胃静脈は5mm以上に発達している．（文献13より）

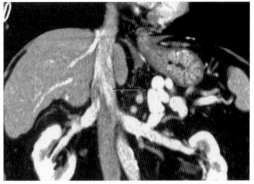

**図6 門脈大循環シャントである発達した脾腎シャント（矢印）**

肝ダイナミック造影CTで，門脈相における冠状断で評価を行う．

脾腎シャントは8mm以上に発達している．（文献13より）

に抑制される[16]．ただし，断酒後に肝生検による肝線維化評価を行ったところ，高度線維化が改善するためには，少なくとも1.5年程度の断酒継続が必要と報告されている[17]．

---

**ポイント**

アルコール性肝障害に対する医療連携

- アルコール性肝硬変に伴う食道胃静脈瘤破裂などによる入院の場合，断酒によるアルコール離脱症候群が出現する可能性も高い．ビタミンB群の補充や電解質の補正を行うとともに，精神科医との連携が必要である．
- アルコール依存症の背景には人格，家庭環境，経済的要因など様々な因子があり，消化器内科医のみでは解決できる疾患ではなく，メディカルスタッフや精神科医と連携をとりながら円滑に治療を行う必要がある．

---

**memo アルコール依存症に対する治療**

アルコール依存症に対する治療として，わが国で使用可能な薬剤はシアナミド，ジスルフィラム，アカンプロサート，ナルメフェンの4剤である．ナルメフェンは2019年に飲酒量低減薬として承認され，オピオイド受容体調節作用を介して飲酒欲求を抑えることで飲酒量を低減する薬剤であり，現在はアルコール依存症に係る適切な研修を修了すれば肝臓専門医も処方が可能となった．ただし，アルコール性肝硬変患者を対象としたナルメファンの効果についての報告はない．

**memo わが国における肝癌の背景肝の変化について**

近年，肝癌の背景疾患について状況が変化しつつある．肝炎ウイルスを有さない，いわゆる非B非C肝癌の増加である．わが国での検討では，非B 非C 肝癌患者の割合は，2009 年の26.5%から2018 年に46.3%まで増加した．さらに非B非C肝癌に対して肝切除例を施行された症例において，背景肝の内訳は非アルコール性脂肪肝炎（NASH）15%，アルコール性肝障害が29%，

原因不明 (cryptogenic) が56％ であった[18]．これらの報告からも非B 非C 肝癌の比率は増加傾向で，かつアルコール性肝障害はその中心であり，今後もその傾向が継続するものと推測する．アルコール性肝障害，依存症に対しては肝硬変に移行する可能性も高く，「単なる飲み過ぎ」と捉えるのではなく，医学的に評価を行うよう心がけるべきである．

# 4. 原発性胆汁性胆管炎 (PBC)

● PBCは肝硬変に占める割合が3％程度[14] と決して頻度の高い疾患ではないが，他の肝疾患と比べ，門脈圧亢進症が出現しやすいとされている[19]．PBCには，無症候期の長期経過を経て徐々に進行する「緩徐進行型」，黄疸を呈することなく食道静脈瘤が比較的早期に出現する「門脈圧亢進症型」，早期に黄疸を呈し肝不全に至る「黄疸肝不全型」の3型が存在する[20]．

● 食道胃静脈瘤は黄疸を認めない場合でも合併している可能性があり，血小板数10万/μL 未満，肝硬度20kPa以上の場合，内視鏡検査を1年に1～2回程度は行うべきである[21]．

● 食道胃静脈瘤の合併により，静脈瘤出血のリスクは1年で33％，3年で41％と非常に高く，食道静脈瘤出現後の生存率は，1年で83％，3年で59％と報告されている[22]．

● 現在，わが国をはじめとしてPBCに対する薬物療法としてウルソデオキシコール酸（ursodeoxycholic acid：UDCA）が推奨されており予後改善効果が報告されているが[20]，線維化の改善についてはまだ明確になっていない．

> **memo　PBCの薬物療法**
>
> わが国の診療ガイドラインではUDCAは1日600mgの投与が標準とされ，効果が少ない場合は900mgまで増量できる．
> UDCA無効例に対してはベザフィブラート1日400mgが併用投与されるが，PBCには保険適用外である．
> プレドニゾロンに関しては，病態の改善には至らず，特に閉経後の中年女性においては骨粗鬆症を増強する副作用が出現することがあるので禁忌とされている．PBC-AIHオーバーラップ症候群で肝炎所見が優位である場合は，副腎皮質ステロイドが投与されることもあるが，肝炎症状が安定化したら UDCA単独に切り替えることが推奨されている．

■ 文献

1) Lok AS et al：Antiviral therapy for chronic hepatitis B viral infection in adults：A systematic review and meta-analysis. Hepatology 63：284-306, 2016

2) Jang JW et al：Long-term effcct of antiviral therapy on disease course after decompensation in patients with hepatitis B virus-related cirrhosis. Hepatology 61：1809-1820, 2015

3) Nagaoki Y et al：Risk factors for exacerbation of gastroesophageal varices and portosystemic encephalopathy during treatment with nucleos (t) ide analogs for hepatitis B virus-related cirrhosis. Hepatol Res 48：264-274, 2018

4) Tamai H et al：Combination with portosystemic shunt occlusion and antiviral therapy improves prognosis of decompensated cirrhosis. JGH Open 4：670-676, 2020

5) Toyoda H et al：Efficacy and safety of glecaprevir/pibrentasvir in Japanese patients with chronic

genotype 2 hepatitis C virus infection. Hepatology 67：505-513, 2018

6) Kobayashi M et al：Sustained virologic response by direct antiviral agents reduces the incidence of hepatocellular carcinoma in patients with HCV infection. J Med Virol 89：476-483, 2017

7) Asahina Y et al：α-fetoprotein levels after interferon therapy and risk of hepatocarcinogenesis in chronic hepatitis C. Hepatology 58：1253-1262, 2013

8) Nagaoki Y et al：Impact of viral eradication by direct-acting antivirals on the risk of hepatocellular carcinoma development, prognosis, and portal hypertension in hepatitis C virus-related compensated cirrhosis patients. Hepatol Res 50：1222-1233, 2020

9) Tsuji S et al：Involvement of portosystemic shunts in impaired improvement of liver function after direct-acting antiviral therapies in cirrhotic patients with hepatitis C virus. Hepatol Res 50：512-523, 2020

10) Takehara T et al：Efficacy and safety of sofosbuvir-velpatasvir with or without ribavirin in HCV-infected Japanese patients with decompensated cirrhosis：an open-label phase 3 trial. J Gastroenterol 54：87-95, 2019

11) Tahata Y et al：Liver-related events after direct-acting antiviral therapy in patients with hepatitis C virus-associated cirrhosis. J Gastroenterol 57：120-132, 2022

12) Lens S et al：Clinical outcome and hemodynamic changes following HCV eradication with oral antiviral therapy in patients with clinically significant portal hypertension. J Hepatol 73：1415-1424, 2020

13) Nagaoki Y et al：Risk factors for the exacerbation of esophageal varices or portosystemic encephalopathy after sustained virological response with IFN therapy for HCV-related compensated cirrhosis. J Gastroenterol 48：847-855, 2013

14) 榎本平之ほか：セッションの概要について. 日本肝臓学会ほか（監）, 上野義之ほか（編）, 肝硬変の成因別実態2018, 医学図書出版, 1-2, 2019

15) Gao B et al：Alcoholic liver disease：pathogenesis and new therapeutic targets. Gastroenterology 141：1572-1585, 2011

16) Muntaner L et al：High doses of beta-blockers and alcohol abstinence improve long-term rebleeding and mortality in cirrhotic patients after an acute variceal bleeding. Liver Int 30：1123-1130, 2010

17) Xie YD et al：Effect of abstinence from alcohol on survival of patients with alcoholic cirrhosis：A systematic review and meta-analysis. Hepatol Res 44：436-449, 2014

18) Nagaoki Y et al：Increasing incidence of non-HBV- and non-HCV-related hepatocellular carcinoma：single-institution 20-year study. BMC Gastroenterol 21：306, 2021

19) Abraham SC et al：Liver transplantation in precirrhotic biliary tract disease：Portal hypertension is frequently associated with nodular regenerative hyperplasia and obliterative portal venopathy. Am J Surg Pathol 30：1454-1461, 2006

20) 滝川　一ほか：原発性胆管炎（PBC）の診療ガイドライン（2017年）2017年3月, 厚生労働科学研究費補助金（難治性疾患政策研究事業）「難治性の肝・胆道疾患に関する調査研究」班, 2017

21) Moctezuma-Velazquez C et al：Non-invasive prediction of high-risk varices in patients with primary biliary cholangitis and primary sclerosing cholangitis. Am J Gastroenterol 114：446-452, 2019

22) Gores GJ et al：Prospective evaluation of esophageal varices in primary biliary cirrhosis：development, natural history, and influence on survival. Gastroenterology 96：1552-1559, 1989

# 9 門脈圧亢進症に対する肝移植の適応

## 1. 肝移植の適応[注1]

● 門脈圧亢進症の原因は，多くが肝硬変である．肝硬変はやがて肝不全（end stage liver disease）に移行する可能性が高く，食道胃静脈瘤など門脈圧亢進症を診断した場合は注意深く肝機能を観察する[1]．

● 黄疸や腹水貯留の初回出現は肝移植施設と連携を開始する重要なきっかけである[2]．

注1）肝移植の対象年齢は，おおむね65歳から70歳を上限とする施設が多い．

## 2. 肝移植の方法

### ① 脳死肝移植

● 2010年7月改正臓器移植法で，親族優先提供，家族の承諾による臓器提供，15歳未満の脳死後の臓器提供が可能になった．移植数は年々増加傾向にある．

● 2019年には年間最多となる88例に対して行われた．2022年2月までの状況をみると同数が行われる見込みである．2022年2月28日現在の脳死肝移植希望者登録患者数は322名である[3]．

● 脳死肝移植では，非代償性肝不全の脳死肝移植の適応評価はChild-Pugh score 10点以上とする[4], [注2]．

注2）利尿薬で腹水が消失している場合は腹水の判定基準スコアは2点とする．

● 2019年よりわが国ではMELD scoreによる臓器配分が行われている．MELD score 15点以上が，肝移植の利益が移植手術のリスクを上回るとされる[5,6], [注3]．

注3）MELD scoreの式[7] ＝ $9.57\ln$（血清クレアチニン値mg/dL）＋$3.78\ln$（血清総ビリルビン値mg/dL）＋$11.20\ln$［PT-INR（血液凝固能）］＋6.43

### ② 生体肝移植

● 健康な人からの部分肝を提供されることにより行われる肝移植である．2020年は317例［うち18歳以上は209例（66％）］が施行された[8]．提供者は3親等以内とする施設が多い．専門施設での慎重なドナーの評価が必要である．

● 一般的に脳死肝移植より生体肝移植のほうが，移植適応が広い．2016年，生体肝移植においてリツキシマブがABO血液型不適合移植における抗体関連型拒絶反応の抑制を適応症として承認された．生体肝移植ではABO血液型不適合移植が保険適用として行われている．

## ③ 脳死肝移植希望者 (レシピエント) 選択基準の詳細

● 臓器配分の優先順位は，①臓器提供者 (ドナー) の年齢が18歳未満の場合には，選択時に18歳未満のレシピエントを優先する．②ABO式血液型が一致する者を適合する者より優先する．③医学的緊急性はStatus I，Status IIの順に優先する[4].

● Status Iは，予測余命1ヵ月以内の緊急に肝移植を施行しないと短期間に死亡が予測される病態や疾患群を対象とする．昏睡II度以上を認める急性肝不全昏睡型，遅発性肝不全例，脳症が制御できない尿素サイクル異常症，有機酸代謝異常症が対象である．

● Status I以外の全症例はStatus IIとしてMELD scoreの高い順に優先順位が設定される．

● 登録後の情報の更新：Status Iの場合7日，Status IIでMELD score 25点以上の場合14日，19点以上24点以下の場合30日，18点以下の場合90日以内ごとに臨床データ等を更新する．

● 肝腎同時移植：年間脳死肝移植数の約5〜10％に対し肝腎同時移植が行われている．

● 待機制度：レシピエントが，肝内の感染症や特発性細菌性腹膜炎を除く，制御できていない肝外の感染症，重症の呼吸不全や心不全となった場合，または，状態が小康状態になったときは待機 (inactive) とすることで移植選定対象者から一時的に外すことが可能である．

## ④ 背景疾患・病態からみた移植の適応

● ウイルス性肝炎，非アルコール性脂肪肝炎，アルコール性肝炎，バッド・キアリ症候群等，多くの疾患で脳死肝移植の適応評価はChild-Pugh score 10点以上だが，MELD scoreのみでは肝疾患の病態を正確に評価することが困難な疾患は同スコア換算値が与えられる．例えば以下は登録申請が可能である．

　・胆道閉鎖症・カロリ病：内科的治療に不応な胆道感染 (過去3ヵ月以内に3回以上) が存在する場合，もしくは反復する吐下血 (過去6ヵ月以内に2回以上) で内科的治療に不応な場合．

　・門脈欠損症：高アンモニア血症，発達遅延，肺内シャント，肺高血圧を認める場合．

　・大量胸水や難治性食道胃静脈瘤を合併する場合：Child-Pugh score 10点未満であっても登録可能である．大量胸水は「内科的治療に不応な胸水」と定義し，難治性食道胃静脈瘤は「反復する吐下血 (過去6ヵ月以内に2回以上) で内科的治療に不応」と定義される．

　・肝肺症候群 (肺内シャント) を合併する場合：Child-Pugh score 10点未満であっても登録可能である．

　・門脈肺高血圧症を合併する場合：治療による平均肺動脈圧 (mean PAP) または肺血管抵抗 (PVR) の値によっては，Child-Pugh score 10点未満であっても登録可能である．

　・HIV/HCV共感染症：肝硬変 Child-Pugh score 7点以上．

　・肝細胞癌：非代償性肝不全として登録後3ヵ月ごとに2点加算される．3ヵ月ごとに

画像検査および$\alpha$-フェトプロテイン（$\alpha$-fetoprotein：AFP）を測定する．ミラノ基準または5-5-500基準の遵守を確認する．ミラノ基準とは，①遠隔転移や脈管浸潤を認めないこと．②最大腫瘍径5cm以下1個，または最大腫瘍径3cm以下3個以内の2点である．5-5-500基準とは，①遠隔転移や脈管浸潤を認めないこと．②最大腫瘍径が5cm以下であること．③腫瘍個数が5個以内であること．④AFPが500ng/mL以下の4点である．

● 脳死および生体肝移植はともに，門脈血栓症があっても肝移植の適応であるが，門脈本幹から，近位および遠位の上腸間膜静脈が広範に閉塞しているものは（Yerdel分類のGrade 4）[9]，専門施設で，適応や手術術式について慎重に検討する必要がある．

● アルコール性肝硬変は，肝移植の対象疾患である[10]．脳死肝移植では18ヵ月の断酒期間が必要で，生体肝移植では肝移植施設により基準が異なるが6ヵ月としている施設がある．肝疾患とアルコール依存症が併存した状態であるため，早期より精神科医と連携する．断酒期間は，①断酒により肝機能の改善を認めることがあり肝移植の是非を検討する．②断酒期間の確保により，移植に対する本人の意思確認と家族および他医療者の十分な支援があるかを観察する．

# 3. 肝移植後の予後

● 小児および成人初回の生体肝移植9,515例の生存率の全国成績は1年，3年，5年，10年それぞれ，86％，82％，80％，75％である．同脳死肝移植554例は，それぞれ，93％，91％，88％，83％である[8]．

## ■ 文献

1) Unger LW et al：Management of portal hypertension before and after liver transplantation. Liver Transpl 24：112-121, 2018
2) Kiritani S et al：A selective oral vasopressin V2-receptor antagonist for patients with end-stage liver disease awaiting liver transplantation：a preliminary study. Biosci Trends 13：189-196, 2019
3) 日本臓器移植ネットワーク：臓器移植に関する提供件数と移植件数（2022年）．https://www.jotnw.or.jp/data/offer.php（閲覧2022年6月）
4) 日本肝臓学会：肝細胞癌の脳死肝移植に関する適応基準と選択基準の改訂について．https://www.jsh.or.jp/medical/news/2019/0701_01.html（閲覧2022年6月）
5) Merion RM et al：The survival benefit of liver transplantation. Am J Transplant 5：307-313, 2005
6) Luo X et al：MELD as a metric for survival benefit of liver transplantation. Am J Transplant 18：1231-1237, 2018
7) 日本肝臓学会：肝予備能評価スコア計算サイト（mALBIグレード追加）のご案内．https://www.jsh.or.jp/medical/guidelines/medicalinfo/hepatic_reserve.html（閲覧2022年6月）
8) 日本肝移植学会：肝移植症例登録報告．移植 56：217-233，2021
9) Yerdel MA et al：Portal vein thrombosis in adults undergoing liver transplantation：risk factors, screening, management, and outcome. Transplantation 69：1873-1881, 2000
10) Kawaguchi Y et al：Perceptions of post-transplant recidivism in liver transplantation for alcoholic liver disease. World J Hepatol 6：812-817, 2014

# 第4章

# 各種原因における
# 門脈圧亢進症への対策

# 1 バッド・キアリ症候群

## 1. 概念

- バッド・キアリ（Budd-Chiari）症候群とは，肝静脈の主幹あるいは肝部下大静脈の閉塞や狭窄により肝臓のうっ血が起こり，結果，門脈圧亢進症に至る症候群をいう．
- 肝後性の門脈圧亢進症に分類される．
- 厚生労働省指定難病である．

## 2. 分類

### ① 閉塞部位による分類

- 杉浦分類では**図1**の5つに分類される[1]．
- わが国ではIa型が約40％，Ⅱ型が30％，Ⅳ型も続いて認められる．
- 下大静脈の閉塞はアジアで多く，肝静脈の閉塞は欧米で多い．

### ② 成因による分類

- 原発性バッド・キアリ症候群と続発性バッド・キアリ症候群に分類される．
- 原発性バッド・キアリ症候群は原因は明らかでない．
- 続発性バッド・キアリ症候群の原因は原発/転移性肝癌であり，静脈腫瘍栓も続発性バッド・キアリ症候群を引き起こす．

### ③ 進行速度による分類

- 急性バッド・キアリ症候群と慢性バッド・キアリ症候群（80％）に大別される．
- 急性型は一般に予後不良で，1ヵ月以内に肝不全により致死的となる．わが国では稀であり，肝静脈の閉塞が多いとされる．
- 慢性型は80％を占め，無症状発症から，緩徐な肝機能悪化とともに，下腿浮腫，腹水，腹壁皮下静脈怒張が認められる．また門脈圧亢進症として食道静脈瘤や肝性脳症

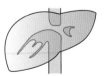 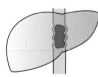 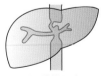 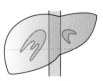

Ⅰ型：横隔膜直下の肝部下大静脈の膜様閉塞例

Ⅰa 肝静脈の一部が開存しているもの　Ⅰb 肝静脈の全てが閉塞しているもの

Ⅱ型：下大静脈の1/2から数椎体にわたる完全閉塞例

Ⅲ型：膜様閉塞に肝部下大静脈全長の狭窄を伴う例

Ⅳ型：肝静脈のみの閉塞例

**図1　バッド・キアリ症候群の杉浦分類**

が認められる.

● 慢性型はアジアに多く，急性型は欧米に多い.

# 3. 疫学

## ① 頻度

● 好発年齢は男性30歳代，女性40歳代である.
● わが国での100万人あたりの有病率は3.2人であった[2].
● 国内では2015年に410人程度の患者がいると考えられ，1999年には280人，2005年には270人であったことから増加傾向と考えられる[2].
● 男女比は1：0.7人と，やや男性に多い.
● わが国での診断時平均年齢は38.3歳である[2].

## ② 成因

● 原発性バッド・キアリ症候群の病因はいまだ不明であるが，アランチウス静脈管の異常，血栓，血管形成異常，血液凝固異常（プロテインC欠損など），慢性骨髄増殖性疾患（*JAK2*変異），経口避妊薬の使用，妊娠・出産，腹腔内感染，血管炎の関与が考えられている.
● わが国の疫学調査では89.8％が原因不明でプロテインC欠損が3.2％であった[3].
● 遺伝の影響はないとされる.

# 4. 診断指針

● 主に画像検査所見によって確定診断を得る.
● 超音波検査・CT・MRI検査では肝静脈や肝部下大静脈の閉塞や狭窄を認める. また脾腫や尾状葉をはじめとした肝臓のうっ血性腫大を認める.
● 血管造影検査では，肝部下大静脈の閉塞や狭窄を認める. 肝部下大静脈閉塞の形態は膜様閉塞から広範な閉塞まで様々であり，また同時に上行腰静脈，奇静脈，半奇静脈などの側副血行路が造影されることが多い. また逆行性肝静脈造影で肝静脈枝相互間吻合を認める. 肝部下大静脈圧は上昇し，肝静脈圧や閉塞肝静脈圧も上昇する.
● 肝臓の病理組織像はうっ血肝であり，特異的な所見は明らかでない. ただし，うっ血の程度や肝病変の進行度の診断は可能である. 慢性うっ血に伴い肝臓の線維化が認められる.
● 血液検査では，障害度に応じて肝機能異常，血球成分の減少を示す.
● 内視鏡検査ではしばしば食道胃静脈瘤を認める. 門脈圧亢進症性胃症（PHG）や異所性静脈瘤を認めることもある.

## 5. 治療指針

ポイント
　分類による治療方針
　●杉浦分類I・(II)・IV型に対してはIVR治療が可能であることが多いが，バッド・キアリ症候群に対するIVR治療はわが国では保険適用外である．
　●急性バッド・キアリ症候群は一般的に予後不良で，肝移植も含めた早急な治療が必要である．

● わが国での治療介入を受けた患者は，受けていない患者に比べ，病状の「回復」または「改善」を示す割合が高かった（2015年調査で58% vs. 10%）こと，またinterventional radiology（IVR）無治療群と治療介入群の比較でも介入群が肝機能改善を示したことから可能であれば治療介入を行うべきである[4]．また利尿薬などの対症療法だけでは肝機能低下を防げないことを報告した論文が複数ある．

### 1 IVR[注]

● 下大静脈閉塞に対して（杉浦分類Ia，II型）は，閉塞部の開通術を行い，バルーンカテーテルを用いた血管形成術を行う．再狭窄-閉塞を繰り返す症例にはステント留置が有用である．

● 肝静脈閉塞に対して（杉浦分類Ib，IV型）は，肝静脈3本のうち，1本を再開通させるのみで症状の改善が得られるとされる．

● びまん性肝静脈閉塞（杉浦分類III型）あるいは血管形成術後も良好な血流を得られない症例に対しては，経頸静脈的肝内門脈大循環短絡術（transjugular intrahepatic porto-systemic shunt：TIPS）や直接下大静脈と門脈を短絡する方法（direct intrahepatic portocaval shunt：DIPS）を選択する．

注) わが国ではバッド・キアリ症候群に対するIVR治療は保険適用外である．

### 2 外科的血管（静脈）形成術

● 下大静脈の直接閉塞物を切除する術式とバイパス（シャント）手術が主である．

### 3 肝移植

● バッド・キアリ症候群症例に対して，脳死・生体肝移植ともに良好な成績が報告されている．

### 4 血栓溶解療法

● 慢性バッド・キアリ症候群には無効なことが多いが，急性バッド・キアリ症候群で血栓が新しいものであれば，溶解可能なことがある．

- 可能な症例は血管形成術を行うが，困難でかつ必要がある症例では，TIPSや外科的手術を考慮する．
- 肝不全の改善には移植を考慮する（stepwise management）．

# 6. 経過観察指針

- バッド・キアリ症候群の生命予後は，近年の治療技術の進歩により上昇し，2006年以降の検査に限ると1年生存率は90％，5年生存率は83％，10年生存率は72％である[5]．
- 一方で肝細胞癌の有病率は17.6％とされ，肝細胞癌を合併した場合予後が不良となる[6]．そのため，定期的な肝細胞癌のスクリーニングが必要である．
- 静脈瘤などの門脈圧亢進症による疾患は，それぞれウイルス性肝硬変などによる門脈圧亢進症に準じて内視鏡的治療などを行う．
- 慢性バッド・キアリ症候群の肝機能変化は緩徐なことが多いが，albumin-bilirubin（ALBI）scoreがChild-Pugh scoreよりも鋭敏で有用との報告がある[4]．

## ■ 文献

1）杉浦光雄：病因と症状．現代外科学大系（40A）門脈・副腎，中山書店，35-140，1970
2）Ohfuji S et al：Japanese periodical nationwide epidemiologic survey of aberrant portal hemodynamics. Hepatol Res 49：890-901, 2019
3）Okuda H et al：Epidemiological and clinical features of Budd-Chiari syndrome in Japan. J Hepatol 22：1-9, 1995
4）Kageyama K et al：The albumin-bilirubin score detects changes in the liver function during treatment for Budd-Chiari syndrome：A retrospective observational study. Intern Med 61：959-967, 2022
5）滝川　一ほか：門脈血行異常症ガイドライン2018年改訂版（2018年12月13日Version），厚生労働科学研究費補助金（難治性疾患政策研究事業）「難治性の肝・胆道疾患に関する調査研究」班：門脈血行異常症分科会，2018
6）Ren W et al：Prevalence and risk factors of hepatocellular carcinoma in Budd-Chiari syndrome：a systematic review. Eur J Gastroenterol Hepatol 25：830-841, 2013

**4**

各種原因における対策

# 2 チロシンキナーゼ阻害薬 (TKI) の門脈圧亢進症への影響

## 1. 概念

- 血管内皮成長因子受容体 (vascular endothelial growth factor receptor：VEGFR) をターゲットとするチロシンキナーゼ阻害薬 (tyrosine kinase inhibitor：TKI) は，細胞増殖のシグナルを阻害することによって肝細胞癌の分化・増殖の抑制効果を発揮すると言われている[1].

- 本剤は門脈圧亢進症に有効であるとの基礎的・臨床的報告がある一方で，門脈圧上昇や高アンモニア血症を誘発させるとの報告もある．本項においては，ソラフェニブとレンバチニブに関する基礎的・臨床的な報告に基づいて述べる.

## 2. 分類 (VEGFRへの効果からみた違いについて)

- ソラフェニブとレンバチニブは，VEGFRをターゲットとするTKIであるものの，VEGFR-1に着目するとレンバチニブが阻害作用を示す一方で，ソラフェニブは阻害作用を持たないと言われている[2].

- レンバチニブがVEGFR-1〜3の全てを阻害する一方で，ソラフェニブは2と3のみを阻害する．正常肝における脈管では，VEGFR-2が血管新生，VEGFR-3がリンパ管新生に関与する．VEGFR-1は，VEGFが結合しても十分なシグナル伝達を起こさないので，VEGFR-2へのシグナル伝達量を調整する働きがあると考えられている[3].

- 腫瘍組織にとってVEGFR-1〜3を全て阻害することと，2と3のみを阻害することは，結果として脈管新生を阻害することであり，大きな違いはない．しかし肝組織内では異なるメカニズムが働いており，VEGFR-1が発現したマクロファージが，組織の修復や類洞の再建に関与しているといわれている．そのためソラフェニブがVEGFR-1を阻害しないことが有利に働くと予想されている[3].

## 3. 疫学 (基礎的・臨床データを中心に)

- Mejiasら[4]は門脈圧亢進症を有する肝硬変ラットにおいて，ソラフェニブ投与の有用性を示している．彼らの研究によるとソラフェニブの投与によって，脾臓の新生血管は約80%減少し，脾臓および全身の循環の亢進を顕著に抑制するとともに，門脈側副血行路の範囲を18%有意に減少させた．さらにソラフェニブ投与は門脈圧を25%低下させ，肝障害・肝線維化・炎症そして血管新生を顕著に改善することを示した.

- ソラフェニブ投与前と2週間後における門脈血行動態に関する報告では[5]，25名のChild-Pugh class Aの進行した肝細胞癌患者に，ソラフェニブ400mgを1日2回投与した．主要評価項目は，ソラフェニブを2週間投与する前後のドプラ超音波による門

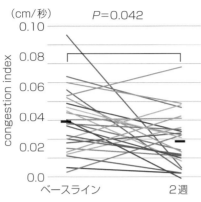

**図1 ソラフェニブ投与前と2週間後における門脈血行動態（congestion index）の変化**

0.039±0.017 vs. 0.03±0.014，P＝0.042と有意に改善した．（文献5より作成）

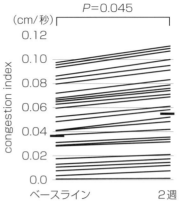

**図2 レンバチニブ投与前と2週間後における門脈血行動態（congestion index）の変化**

0.037±0.025 vs. 0.043±0.024，P＝0.045と有意に上昇した．（文献6より）

脈面積（portal venous area：PVA；cm$^2$）の変化であった．結果として，PVAは2週間投与で有意に減少したが（0.78±0.23 vs. 0.64±0.25，P＝0.023），門脈流速（portal venous flow velocity：PVV；cm/秒）は有意に変化しなかった（22±6 vs. 24±7，P＝0.17）．したがって，門脈系の病態的血行動態を反映するcongestion index（PVA/PVV）は，有意に低下した（0.039±0.017 vs. 0.03±0.014，P＝0.042）（**図1**）．以上より，進行した肝細胞癌患者において，ソラフェニブは門脈血行動態を改善させる可能性を示した．

● レンバチニブの門脈血行動態へ及ぼす影響についての検討を示す[6]．28名のChild-Pugh class AまたはBの進行した肝細胞癌患者にレンバチニブ（体重60kg以上で12mg/日，60kg未満で8mg/日）を毎日投与した．主要評価項目は，2週間のレンバチニブ投与前後におけるドプラ超音波を用いた門脈系の血行動態の変化であった．結果として，PVVは有意に低下し（27±12.1 vs. 22.6±8.0，P＝0.019），PVAは2週間の投与で変化しなかった（0.80±0.36 vs. 0.82±0.27，P＝0.665）．したがって，門脈系の病態的血行動態を反映するcongestion indexは，有意に上昇した（0.037±0.025 vs. 0.043±0.024，P＝0.045）（**図2**）．短期間の試験であるもののレンバチニブは門脈圧亢進症を悪化させる可能性が示唆された．

● ソラフェニブとレンバチニブの出血性有害事象の違いを，レンバチニブ承認試験であるREFLECT試験[2]で比較してみたい．本試験は進行性肝細胞癌患者を対象にソラフェニブ群との生存期間の非劣性を証明した試験である．対象にはVp3までの進行性肝細胞癌がエントリーされており，食道胃静脈瘤に関してはリスクのない，または治療後のみが組み入れ可能であった．本試験のレンバチニブ群（観察期間の中央値27.7ヵ月）における全グレードの出血性有害事象は476例中の62例（13.7％），一方でソラフェニブ群（観察期間の中央値27.2ヵ月）は475例中の37例（7.8％）であった．食

道胃静脈瘤出血に関しては，レンバチニブ群4例（0.8％）に対してソラフェニブ群は1例であった．

● さらにIkeda[7]らは，日本人患者を対象としたレンバチニブの第Ⅱ相試験において，肝性脳症発症率を11％と報告し，またOhyaら[8]はレンバチニブ投与前に門脈大循環シャントがあった患者は，シャントがない患者に比べ，アンモニア値および肝機能が有意に悪化していたと報告している．

● 以上より，門脈圧亢進症の進行した肝細胞癌患者にレンバチニブを投与する場合，食道静脈瘤や肝性脳症の悪化に特に注意する必要がある．

### ■ 文献

1) Tohyama O et al：Antitumor activity of lenvatinib（e7080）：an angiogenesis inhibitor that targets multiple receptor tyrosine kinases in preclinical human thyroid cancer models. J Thyroid Res 2014：638747, 2014

2) Kudo M et al：Lenvatinib versus sorafenib in first-line treatment of patients with unresectable hepatocellular carcinoma：a randomised phase 3 non-inferiority trial. Lancet 391：1163-1173, 2018

3) Ohkubo H et al：VEGFR1-positive macrophages facilitate liver repair and sinusoidal reconstruction after hepatic ischemia/reperfusion injury. PLoS One 9：e105533, 2014

4) Mejias M et al：Beneficial effects of sorafenib on splanchnic, intrahepatic, and portocollateral circulations in portal hypertensive and cirrhotic rats. Hepatology 49：1245-1256, 2009

5) Hidaka H et al：Portal hemodynamic effects of sorafenib in patients with advanced hepatocellular carcinoma：a prospective cohort study. J Gastroenterol 47：1030-1035, 2012

6) Hidaka H et al：Portal hemodynamic effects of lenvatinib in patients with advanced hepatocellular carcinoma：A prospective cohort study. Hepatol Res 50：1083-1090, 2020

7) Ikeda K et al：Phase 2 study of lenvatinib in patients with advanced hepatocellular carcinoma. J Gastroenterol 52：512-519, 2017

8) Ohya K et al：Early changes in ammonia levels and liver function in patients with advanced hepatocellular carcinoma treated by lenvatinib therapy. Sci Rep 9：12101, 2019

# オキサリプラチンによる肝中心静脈閉塞症(VOD)/肝類洞閉塞性症候群(SOS)

## 1. 概念

● 肝類洞内皮細胞は，血液と肝細胞間の物質交換のために基底膜を有しておらず，間隙（Disse腔）が存在し障害を受けやすい．肝中心静脈閉塞症（veno-occlusive disease：VOD)/肝類洞閉塞症候群（sinusoidal obstruction syndrome：SOS）は，種々の要因（化学療法や造血幹細胞移植等）により肝類洞内皮細胞の膨化と内膜下の肥厚をきたし，赤血球がDisse腔内に侵入し肝類洞内皮細胞の剥離と脱落を引き起こし，類洞の狭小化と血流抵抗を増加させることにより類洞の非血栓性閉塞を引き起こした病態である．

● かつてはVODと呼ばれていたが，近年はVOD/SOSあるいはSOSと呼ばれるようになった[1]．

## 2. 分類 (原因別)

● オキサリプラチンをベースにした化学療法，シクロホスファミドやアザチオプリン（免疫系を抑制する薬）など，肝臓に毒性作用を及ぼすことがある特定の薬剤の使用．

● タヌキマメ属やセネキオ属の植物（ジャマイカでハーブティーを淹れるために用いられる）や，コンフリーなどのハーブに含まれるピロリジジンアルカロイドの摂取．

● 放射線療法（骨髄移植や幹細胞移植の前に，免疫系を抑制するために行われる治療）．

● 骨髄移植や幹細胞移植後の反応（移植片対宿主病）．

## 3. 疫学(オキサリプラチンによるVOD/SOSを中心に)

● 大腸癌肝転移に対する，化学療法の進歩による生存期間延長により，化学療法後に門脈圧亢進症による食道静脈瘤の発生が報告されている[2]．大腸癌の遠隔転移は肝転移例が最も多く，第一選択は肝切除であるが術後の肝転移再発率は50%に近い．

● 集学的治療として施行される周術期化学療法（FOLFOX療法，XELOX療法など）の中心はオキサリプラチンであり，Rubbia-Brandtら[3]はこのオキサリプラチンをベースにした化学療法では，高率（約48%）にVOD/SOSが発生することを報告している．

## 4. 診断指針

● 病理的診断が最終的な診断となるものの，臨床所見により判断されることが多い．

● 肝生検による病理診断：体表から直接肝臓を生検以外にも頸静脈から肝臓へアプローチして肝生検をする方法も報告されている．

● 代表的な臨床診断基準：病理組織学的診断は侵襲が大きいため，臨床所見として，①有痛性肝腫大，②総ビリルビンの増加，③腹水貯留を伴う体重増加により診断される[4]．2016年には欧州骨髄移植学会（EBMT）から新しく診断基準が提唱され，移植後21日を超えて発症する遅発性VOD/SOSも定義された[5]（重症例含め診断基準は，「4 造血幹細胞移植後のVOD/SOSとデフィブロチド」参照）．

# 5. 経過観察・治療指針（重症例は第4章 4を参照）

● VOD/SOSの予防薬としてデフィブロチドがあり血管内皮細胞に作用してVOD/SOSの発症を予防すると言われている（詳細は第4章 4を参照）．

● 日本で使える薬剤として，ウルソデオキシコール酸（ursodeoxycholic acid：UDCA）がVOD/SOS予防薬として注目されており，VOD/SOS発症割合はUDCA投与された患者で2.8%，投与されていない場合18.5%とUDCAを投与した方の発症率が少なく[6]，2007年に発表された系統的レビューでは，予防効果ありとされている[7]．

● ヘパリン，低分子ヘパリン，プロスタグランジンE1製剤，アンチトロンビン製剤，新鮮凍結血漿などがVOD/SOS予防として用いられることがあるものの，欧米のガイドライン[7]で推奨されていない．

## ■ 文献

1) DeLeve LD et al：Toxic injury to hepatic sinusoids：sinusoidal obstruction syndrome（veno-occlusive disease）. Semin Liver Dis 22：27-42, 2002
2) 重福隆太ほか：大腸癌化学療法中に食道胃静脈瘤破裂をきたした2症例．日消誌 111：2326-2336, 2014
3) Rubbia-Brandt L et al：Severe hepatic sinusoidal obstruction associated with oxaliplatin-based chemotherapy in patients with metastatic colorectal cancer. Ann Oncol 15：460-466, 2004
4) McDonald GB et al：Veno-occlusive disease of the liver and multiorgan failure after bone marrow transplantation：a cohort study of 355 patients. Ann Intern Med 118：255-267, 1993
5) Mohty M et al：Revised diagnosis and severity criteria for sinusoidal obstruction syndrome/veno-occlusive disease in adult patients：a new classification from the European Society for Blood and Marrow Transplantation. Bone Marrow Transplant 51：906-912, 2016
6) Ohashi K et al：The Japanese multicenter open randomized trial of ursodeoxycholic acid prophylaxis for hepatic veno-occlusive disease after stem cell transplantation. Am J Hematol 64：32-38, 2000
7) Tay J et al：Systematic review of controlled clinical trials on the use of ursodeoxycholic acid for the prevention of hepatic veno-occlusive disease in hematopoietic stem cell transplantation. Biol Blood Marrow Transplant 13：206-217, 2007

# 4 造血幹細胞移植後のVOD/SOSとデフィブロチド

## 1. 概念

- VOD/SOSは造血幹細胞移植において致命的な肝合併症の一つである.
- 右季肋部痛, 肝腫大, 黄疸, 腹水, 体重増加がVOD/SOSの主症状である.

## 2. 分類（発症時期による分類）

- 古典的VOD/SOS：移植後21日以内に発症.
- 遅発性VOD/SOS：移植後21日を超えて発症.

## 3. 疫学

### ① 頻度

- 造血幹細胞移植後VOD/SOSの発症頻度は10～15％程度と言われている.
- わが国での同種造血幹細胞移植後のVOD/SOSの発症割合は約11％であった[1].

### ② 成因

- 化学療法, 放射線照射などにより肝類洞内皮細胞が傷害されDisse腔内に赤血球が侵入して類洞内皮細胞が脱落し, 類洞の狭小化・閉塞を生じてVOD/SOSが発症すると言われている[2].

## 4. 診断指針

- 血小板減少, 腹水などのために経皮的肝生検は困難で, 臨床診断基準（**表1**）が用いられることが多い[3~7].
- 超音波検査では, 胆嚢壁肥厚, 腹水, 肝腫大, 門脈血流の低下・逆流などを認める. この他, 傍臍静脈径, 肝動脈抵抗指数などを含む10項目を評価・スコアリングして超音波診断するHokUS-10も注目されている[8].

## 5. 治療指針

- ブタ腸粘膜由来の単鎖デオキシリボ核酸を有効成分とするデフィブロチドが国内外のガイドラインでも推奨されている[9].
- デフィブロチドは海外では移植後重症VOD/SOSにのみ承認されているが, わが国では非移植後VOD/SOSや重症化の恐れのある非重症VOD/SOS症例に対しても使用で

表1 VOD/SOS臨床診断基準（文献3〜7より改変）

### Seattle基準[3]

移植後30日以内に下記3項目のうち少なくとも2項目を満たす
①黄疸
②肝腫大と右上腹部痛
③腹水または原因不明の体重増加

### 修正Seattle基準[4]

移植後20日以内に下記3項目のうち少なくとも2項目を満たす
①黄疸（総ビリルビン ＞2mg/dL）
②右上腹部痛を伴う肝腫大
③腹水または原因不明の体重増加（＞2%）

### Baltimore基準[5]

移植後21日以内に総ビリルビン 2mg/dL以上で下記3項目のうち少なくとも2項目を満たす
①有痛性肝腫大
②腹水
③体重増加（5%以上）

### 成人EBMT基準[6]

| 古典的VOD/SOS | 移植後21日以内に総ビリルビン 2mg/dL以上で下記3項目のうち少なくとも2項目を満たす<br>①有痛性肝腫大<br>②体重増加（＞5%）<br>③腹水 |
|---|---|
| 遅発性VOD/SOS | 移植後21日を超えて，以下3つのいずれかが該当する<br>①＞21日に古典的VOD/SOSの基準を満たす<br>②組織学的にVOD/SOSの診断が確定<br>③以下の4項目のうち2項目を満たし，頸静脈カテーテル検査や腹部超音波検査の所見がVOD/SOSに合致する<br>1) ビリルビン 2mg/dL以上<br>2) 有痛性肝腫大<br>3) 体重増加（＞5%）<br>4) 腹水 |

### 小児EBMT基準[7]

発症時期についての規定はない
以下の2項目以上を満たす
①説明不可能な血小板輸血不応性血小板減少
②利尿薬投与にもかかわらず3日続けて体重増加（あるいはベースから5%を超える体重増加）
③ベースラインを超える肝腫大（画像評価できればbest）
④ベースラインを超える腹水貯留（画像評価できればbest）
⑤3日続けてビリルビン上昇（あるいは72時間以内に2mg/dL以上）

EBMT：欧州骨髄移植学会

きる．

● デフィブロチドは1回6.25mg/kgを1日4回，2時間かけて静脈内投与する．21日間以上を目安として，VOD/SOSの徴候および症状が回復するまで継続する[9]．

● 作用機序は明確ではないが，凝固・線溶系に作用して内皮細胞を保護すると考えられている．

● デフィブロチドの重大な副作用として，出血，ショック，アナフィラキシーなどがある．

■ 文献

1) Yakushijin K et al：Sinusoidal obstruction syndrome after allogeneic hematopoietic stem cell transplantation：Incidence, risk factors and outcomes. Bone Marrow Transplant 51：403-409, 2016

2) Carreras E et al：The role of the endothelium in the short-term complications of hematopoietic SCT. Bone Marrow Transplant 46：1495-1502, 2011

3) McDonald GB et al：Venocclusive disease of the liver after bone marrow transplantation：diagnosis, incidence, and predisposing factors. Hepatology 4：116-122, 1984

4) McDonald GB et al：Veno-occlusive disease of the liver and multiorgan failure after bone marrow transplantation：a cohort study of 355 patients. Ann Intern Med 118：255-267, 1993

5) Jones RJ et al：Venoocclusive disease of the liver following bone marrow transplantation. Transplantation 44：778-783, 1987

6) Mohty M et al：Revised diagnosis and severity criteria for sinusoidal obstruction syndrome/veno-occlusive disease in adult patients：a new classification from the European Society for Blood and Marrow Transplantation. Bone Marrow Transplant 51：906-912, 2016

7) Corbacioglu S et al：Diagnosis and severity criteria for sinusoidal obstruction syndrome/veno-occlusive disease in pediatric patients：a new classification from the European society for blood and marrow transplantation. Bone Marrow Transplant 53：138-145, 2018

8) Nishida M et al：Novel ultrasonographic scoring system of sinusoidal obstruction syndrome after hematopoietic stem cell transplantation. Biol Blood Marrow Transplant 24：1896-1900, 2018

9) 令和2学会年度日本造血・免疫細胞療法学会ガイドライン委員会（編）：造血細胞ガイドライン SOS/TA-TMA（第2版），日本造血・免疫細胞療法学会，2022

**4**

各種原因における対策

# 第5章

# 今後の課題

― Where is "Point of no return" を求めて―

# SVR後肝硬変のPoint of no returnは門脈圧亢進症の存在か？

- 食道静脈瘤を合併するC型代償性肝硬変では直接作用型抗ウイルス薬（DAA）により，例え sustained virological response（SVR）となっても，非代償期への移行は抑制されず11年後には non-SVR とほぼ変わらない，というイタリア[1]やポルトガル，スペイン[2]など西欧からの報告が相次ぎ，「肝硬変症の "Point of no return" は門脈圧亢進症か？」と[3]注目されだした2019年1月に，わが国では，世界で初めて非代償性肝硬変に対するDAAが保険適用となった[4]．

- わが国では静脈瘤合併例のみならず，肝性脳症の有無にかかわらず画像で門脈大循環シャントを保有する例においても上記と同様であることが報告され[5]，すでに shunt occlusion（BRTO/PTO）をDAA前後のどのタイミングで行うのが適切かなど，症例ごとの precision medicine が探究されている．

- わが国では今後，石川ら[6]による肝硬度>21.6kPa（フィブロスキャン）の基準のみならず，2022年に保険適用となったMRエラストグラフィ（肝硬度，脾硬度）と門脈圧，M2BPGi[7]，オートタキシン，総胆汁酸とともにアンジオポエチン2[8,9]の対比から，Where is "Point of no return" をより明確にし，これを臨床の場で活かし，shunt occlusion 施行の時期を見極めていく必要がある．

- 持田らはC-SVR後の門脈圧亢進症は改善するかを検討し[10]，SVR後に肝予備能改善がみられなかった症例に対しBRTOを施行し，良好な予後を得ている[11]．

- DAAや核酸アナログ製剤投与前およびすでに投与中に，脾腫・静脈瘤増悪，高アンモニア血症など門脈圧亢進症が進行した場合，decompensate state に向かう可能性が高いと考えられる症例では，早めの shunt occlusion を企画・検討する必要がある．

- 肝硬変でのシャント径増大と予後には長期的に相関があるとの報告もみられる[12]．

### memo Point of no return[1,13] と門脈域分水嶺[14]

"Point of no return" が学術用語として世界で最初に用いられたのは，久留米大学消化器病センター豊永純教授による2001年刊行の日本門脈圧亢進症学会誌のEditorial：「B-RTOの側面」[1,13]で，「遠肝性盗流に起因する可逆性の肝機能障害が長期経過で不可逆性になる時期（point of no return）は未知である」との記載である．治療前に門脈本幹の径が短絡路より小さな例や門脈造影上poor hepatogramを呈する例でのBRTO後の肝機能改善率が良い，ことを指して述べられたものである．2016〜2017年の西欧からのPoint of no returnの報告に先じている．

一方，"食道胃静脈瘤症例での門脈血流は胃上部（腹部食道領域）では遠肝性であるが，門脈本幹では求肝性（門脈本幹近傍）であり，この間のどこかに分水嶺がある"，と富山大学外科塚田一博教授が提唱された．この "門脈域分水嶺[14]" の考えは，"その分水嶺を食道下部に移動させるため，門脈域に広い絶縁体を作成することが再発を防ぐ"，としている．

この分水嶺の考えは，現在のPoint of no returnやひいては代償期/非代償期あるいはその移行期などを，肝硬変・門脈圧亢進症の病期などとは異なる視点・立ち位置から捉えた表現とも言える．

この分水嶺を門脈血流方向で表すと，① 左胃静脈の両方向性血流，② 左胃静脈は求肝性かつ上腸間膜動脈造影の門脈相で脾静脈が造影されるTo & Froなどが，それらの移行期であり，この

時点がPoint of returnであり，将来的な肝不全を防げるぎりぎりの治療適応であろうと考えられる．

■ 文献

1) 豊永　純ほか：B-RTOの側面．日門亢会誌 7：122-128，2001
2) Di Marco V et al：Effects of eradicating hepatitis C virus infection in patients with cirrhosis differ with stage of portal hypertension. Gastroenterology 151：130-139.e2, 2016
3) Lens S et al：Effects of all-oral anti-viral therapy on HVPG and systemic hemodynamics in patients with hepatitis C virus-associated cirrhosis. Gastroenterology 153：1273-1283.e1, 2017
4) 國分茂博：門脈圧亢進症の現状と未来―本邦から海外に向けての発信―．日消誌 116：363-373，2019
5) Tsuji S et al：Involvement of portosystemic shunts in impaired improvement of liver function after direct-acting antiviral therapies in cirrhotic patients with hepatitis C virus. Hepatol Res 50：512-523, 2020
6) Ishikawa T et al：Liver stiffness measured by transient elastography as predictor of prognoses following portosystemic occlusion. J Gastroenterol Hepatol 34：215-223, 2019
7) Gantumur D et al：Hepatic stellate cell a Mac-2-binding protein-producing cell in patient with liver fibrosis. Hepatol Res 51：1058-1063, 2021
8) Faillaci F et al：Liver angiopoietin-2 is a key predictor of de novo or recurrent hepatocellular cancer after hepatitis C virus direct-acting antivirals. Hepatology 68：1010-1024, 2018
9) Kawagishi N et al：High serum angiopoietin-2 level predicts non-regression of liver stiffness measurement-based liver fibrosis stage after direct-acting antiviral therapy for hepatitis C. Hepatol Res 50：671-681, 2020
10) Nakazawa M et al：Balloon-occluded retrograde transvenous obliteration as a procedure to improve liver function in patients with decompensated cirrhosis. JGH Open 1：127-133, 2017
11) 持田　智：SVR後に門脈圧亢進症は改善するのか？消化器内科 3：59-62，2021
12) Simón-Talero M et al：Association between portosystemic shunts and increased complications and mortality in patients with cirrhosis. Gastroenterology 154：1694-1705.e4, 2018
13) Kumamoto M et al：Long-term results of balloon-occluded retrograde transvenous obliteration for gastric fundal varices：hepatic deterioration links to portosystemic shunt syndrome. J Gastroenterol Hepatol 25：1129-1135, 2010
14) 塚田一博：門脈圧亢進症における門脈域分水嶺．北島政樹（編），消化器外科診療二頁の秘訣，金原出版，254-255，2004

5

今後の課題

# 索　引

## A

AASLD推奨記載法　45
argon plasma coagulation
　（APC）　71

## B

B型肝硬変　90
balloon-occluded retrograde
　transvenous obliteration
　（BRTO）　13, 30, 32, 35, 37,
　57
Baveno V分類　45
Baveno VI criteria　18

## C

C型肝硬変　92
cell-free and concentrated
　ascites reinfusion therapy
　（CART）　63, 65
clinically significant portal
　hypertension（CSPH）　16,
　18

## E

endoscopic injection
　sclerotherapy with ligation
　（EISL）　27
endoscopic injection
　sclerotherapy（EIS）　13, 27,
　35, 37
endoscopic variceal ligation
　（EVL）　27, 35, 37
endoscopic varicealography
　during injection
　sclerotherapy（EVIS）　26
extra-hepatic portal
　obstruction（EHO）　3, 11,
　35

## F

Fib-4 index　6

## H

*Helicobacter pylori*　69
hepatic venous pressure
　gradient（HVPG）　6, 16

## I

idiopathic portal hypertension
　（IPH）　3, 11, 21, 35
ISHEN基準　54

## L

large volume paracentesis
　（LVP）　62, 64

## M

Mac-2 binding protein
　glycosylation isomer
　（M2BPGi）　6
Mac-2結合タンパク糖鎖修飾
　異性体　6
McCormack分類　68

## O

overwhelming
　postsplenectomy infection
　（OPSI）　78, 81

## P

partial splenic embolization
　（PSE）　29, 71, 78, 79
percutaneous transhepatic
　obliteration（PTO）　35, 37
peritoneovenous shunting
　（PVS）　63, 65
Point of no return　116

## portal

portal hypertensive
　gastropathy（PHG）　67, 72,
　81
portopulmonary hypertension
　（PoPH）　84
portosystemic shunt syndrome
　57
primary biliary cholangitis
　（PBC）　3, 96
primary sclerosing cholangitis
　（PSC）　3

## R

RC sign　8

## S

sinusoidal obstruction
　syndrome（SOS）　3
splanchnic caput Medusae　17
spleen index　11, 69

## T

transjugular intrahepatic
　portosystemic shunt（TIPS）
　64, 65, 71

## V

veno-occlusive disease/
　sinusoidal obstruction
　syndrome（VOD/SOS）　109,
　111
VOD/SOS臨床診断基準　112

## W

WHC基準　54

## Y

Yerdel分類　45

## あ

アルコール性肝硬変　94
アルゴンプラズマ凝固法　71
アンモニア　6

## い

犬山シンポジウム昏睡度分類　53

## え

エラストグラフィ　18

## お

オートタキシン　6

## か

肝外門脈閉塞症　3, 11, 35
肝硬度　18
肝硬変　3
肝静脈圧較差　6, 16
肝性脳症　52
肝中心静脈閉塞症/肝類洞閉塞症候群　109, 111
肝類洞閉塞症候群　3

## き

緊急内視鏡時のポイント　29

## け

経頸静脈的肝内門脈大循環短絡術　64, 65, 71
経皮経肝的塞栓術　35, 37
血小板　6
血小板減少　75, 77
原発性硬化性胆管炎　3
原発性胆汁性胆管炎　3, 96

## こ

孤立性胃静脈瘤　30

## し

シャント脳症　57, 81
十二指腸静脈瘤　35
食道胃静脈瘤　8, 81
食道胃噴門部静脈瘤　24
食道・胃静脈瘤内視鏡所見記載基準　9

## す

杉浦分類　102

## せ

生体肝移植　98
赤色栓　25

## そ

造影CT　13
総胆汁酸　6

## た

代償性肝硬変　16
大量腹水穿刺排液　62, 64
胆管空腸吻合部静脈瘤　38

## ち

超音波　11
直腸静脈瘤　36
チロシンキナーゼ阻害薬　106

## と

特発性細菌性腹膜炎　60, 61
特発性門脈圧亢進症　3, 11, 21, 35
豊永分類　68

## な

内視鏡的硬化療法　13, 27, 35, 37

内視鏡的硬化療法結紮術併用療法　27
内視鏡的静脈瘤結紮術　27, 35, 37
内視鏡的静脈瘤造影　26
難治性腹水　60, 63

## の

脳死肝移植　98, 99

## は

白色栓　25
バッド・キアリ症候群　3, 11, 102
バルーン閉塞下逆行性経静脈的塞栓術　13, 30, 32, 35, 37, 57

## ひ

非アルコール性脂肪肝炎　3
脾機能亢進　29, 75
脾腫　13, 29, 75
非代償性肝硬変　16
脾摘　29, 78, 80
脾摘後重症感染症　78, 81

## ふ

フィブロスキャン　18
腹腔静脈シャント術　63, 65
腹水濾過濃縮再静注法　63, 65
不顕性肝性脳症　53, 54
部分的脾動脈塞栓術　29, 71, 78, 79

## も

門脈圧　15
門脈圧亢進症性胃症　67, 72, 81
門脈圧亢進症に伴う肺高血圧症　84
門脈域分水嶺　116
門脈血栓症　44, 46, 48
門脈大循環シャント症候群　57

検印省略

---

**門脈圧亢進症の診療ガイド2022**

定価（本体 3,000円＋税）

---

2022年9月28日　第1版　第1刷発行

編著者　　一般社団法人 日本肝臓学会
　　　　　一般社団法人 日本門脈圧亢進症学会
発行者　　浅井　麻紀
発行所　　株式会社 文光堂
　　　　　〒113-0033　東京都文京区本郷7-2-7
　　　　　TEL （03）3813－5478（営業）
　　　　　　　　（03）3813－5411（編集）

---

© 一般社団法人 日本肝臓学会, 一般社団法人 日本門脈圧亢進症学会, 2022
印刷・製本：真興社

ISBN978-4-8306-2112-3　　　　　　　　Printed in Japan